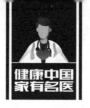

支气管哮喘
诊断与治疗

总策划　王韬 教授
中国科普作家协会　医学科普创作专委会主任委员

主编 —— 揭志军

上海科学技术文献出版社
Shanghai Scientific and Technological Literature Press

图书在版编目（CIP）数据

支气管哮喘诊断与治疗 / 揭志军主编 . 一上海：上海科学技术
文献出版社，2023

（健康中国·家有名医丛书）

ISBN 978-7-5439-8548-3

Ⅰ . ①支… Ⅱ . ①揭… Ⅲ . ①哮喘—诊疗—普及读物 Ⅳ .
① R562.2-49

中国版本图书馆 CIP 数据核字（2022）第 043764 号

选题策划：张　树
责任编辑：付婷婷
封面设计：留白文化

支气管哮喘诊断与治疗
ZHIQIGUAN XIAOCHUAN ZHENDUAN YU ZHILIAO
主编　揭志军
出版发行：上海科学技术文献出版社
地　　址：上海市长乐路 746 号
邮政编码：200040
经　　销：全国新华书店
印　　刷：商务印书馆上海印刷有限公司
开　　本：650mm×900mm　1/16
印　　张：13.25
字　　数：134 000
版　　次：2023 年 1 月第 1 版　2023 年 1 月第 1 次印刷
书　　号：ISBN 978-7-5439-8548-3
定　　价：38.00 元
http://www.sstlp.com

"健康中国·家有名医" 丛书总策划简介

王　韬

上海市同济医院急诊医学部主任兼创伤中心主任，上海领军人才，全国创新争先奖状、国家科技进步奖二等奖获得者，国家健康科普专家库首批成员，中国科协辟谣平台专家，国家电影局科幻电影科学顾问，中国科普期刊分级目录专家委员会成员，中国科普作家协会医学科普创作专委会主任委员，中华医学会《健康世界》杂志执行副总编。

支气管哮喘诊断与治疗
作者简介

揭志军

博士，主任医师，复旦大学博士生导师，上海市卫生系统优秀学科带头人，上海市"区域名医"，上海市优秀呼吸医师，美国 Lovelace 呼吸病研究所访问学者。复旦大学附属上海市第五人民医院呼吸与危重症医学科主任、内科规范化培训基地教学主任。

现担任中华医学会呼吸病分会基层呼吸学组副组长，上海基层呼吸疾病防治联盟执行主席；中华医学会呼吸病分会感染学组委员、中国医师协会中西医结合医师分会呼吸病学常务委员、上海市医学会呼吸病专业委员会委员兼感染学组副组长、上海市医师协会呼吸内科医师分会（第二届）委员会委员兼秘书等职务。

主持国家自然科学基金、上海市科委、上海市卫计委等多项课题；以第一作者或通讯作者发表论文 70 余篇，SCI 论文 40 篇（影响因子合计 >200 分）。2013 年 4 月以并列第一作者在国际顶尖医学期刊《新英格兰医学杂志》发表了新型人感染 H7N9 禽流感病毒的论文，参与获得 2017 年国家科技进步奖特等奖，2021 年获得上海市医学科技进步三等奖（第一完成人）。

苑　杰　华北理工大学冀唐学院院长、主任医师、教授
罗　力　复旦大学公共卫生学院党委书记、教授
周行涛　复旦大学附属眼耳鼻喉科医院院长、主任医师、教授
唐　琼　上海市计划生育协会专职副会长
陶敏芳　上海市第八人民医院院长、主任医师、教授
桑　红　长春市第六医院主任医师、教授
薄禄龙　海军军医大学第一附属医院麻醉科副主任、副主任医师、
　　　　副教授

总　序

　　近日，中共中央办公厅、国务院办公厅印发了《关于新时代进一步加强科学技术普及工作的意见》，从加强科普能力建设、促进科普与科技创新协同发展等七个方面着重强调了科普是国家和社会普及科学技术知识、弘扬科学精神、传播科学思想、倡导科学方法的活动，是实现创新发展的重要基础性工作。这是对新时代科普工作提出新的明确要求，是推动新时代科普创新发展的重大契机。为响应号召，推进完成在科普发展导向上强化战略使命、发挥科技创新对科普工作的引领作用、发挥科普对于科技成果转化的促进作用的三大重要科普任务；促进我国科普事业蓬勃发展，营造热爱科学、崇尚创新的社会氛围，构建人类命运共同体，上海科学技术文献出版社特此策划推出"健康中国·家有名医丛书"。

　　健康是人最宝贵的财富，然而疾病是其绕不开的话题。随着社会发展，在人们物质水平提高的同时，这让更多人认识到健康的重要性，激发了全社会健康意识的觉醒。对健康的追求也有着更高的目标，不再局限于简单的治已病，而是更注重"未病先防、既病防变、愈后防复"。多方面的因素使得全民健康成为"热门"话题。

　　现代社会快节奏和高强度的生活方式，使我们常常处于亚健康状态。美食诱惑、运动不足、嗜好烟酒，往往导致肥胖，诱发高血压、高血脂、高血糖、高尿酸乃至冠心病、脑卒中，甚至损伤肺功能，造成肾功能衰退，而久病卧床又会造成肺炎、压疮、下肢血管栓塞等衍生疾病……凡此种种，严重影响人们的健康生活。

　　"经济要发展，健康要上去"，是每个老百姓的追求。"健康中

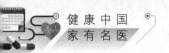

国"不是一个口号，也不是一串数字。人民健康是民族昌盛和国家富强的重要标志，健康是人们最具普遍意义的美好生活需要。该丛书遴选临床常见病、多发病，为广大读者提供一套随时可以查阅的医学科普读物。

这套丛书，为广大读者提供一份随时可以查阅的医学手册，帮助读者了解与疾病预防治疗相关的各类知识，探索疾病发生发展的脉络，为找寻最合适的治疗方法提供参考。为全社会健康保驾护航，让大众更加关注基础疾病的治疗，提高机体免疫力。在为患者答疑解惑的同时，也传递了重要的健康理念。

本丛书秉承上海科学技术文献出版社曾经出版的"挂号费"丛书理念，作为医学科普读物，为广大读者详细介绍了各类常见疾病发病情况，疾病的预防、治疗，生活中的饮食、调养，疾病之间的关系，治疗的误区，患者的日常注意事项等。其内容新颖、系统、实用，适合患者、患者家属及广大群众阅读，对医生临床实践也具有一定的参考价值。本丛书版式活泼大气、文字舒展，采用一问一答的形式，逻辑严密、条理清晰、方便阅读，便于读者理解；行文深入浅出，对晦涩难懂的术语采用通俗表达，降低阅读门槛，方便读者获取有效信息，是可以反复阅读、随时查询的家庭读物，宛若一位指掌可取的"家庭医生"。

本丛书诚邀上海各三甲医院专科医生担任主编撰稿，每册书十万余字，一病一书，精选最为常见和患者最为关心的内容，删繁就简，避免连篇累牍又突出重点。本套"健康中国·家有名医"丛书在 2020年出版了第一辑 21 册，现在第二辑 27 册也顺利与广大读者见面了。

这是一份送给社会和大众的健康礼物，看到丛书出版，我甚是欣慰。衷心盼望丛书可以让大众更了解疾病、更重视健康、更懂得未病先防，为健康中国事业添砖加瓦。

2022 年 10 月

目　录

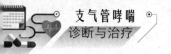

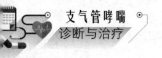

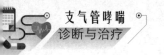

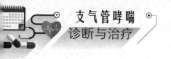

哮喘的基础知识

什么是哮喘

哮喘的全称是支气管哮喘,是一种常见的呼吸系统慢性疾病。哮喘的本质是多种炎症细胞和炎症组分参与的慢性气道炎症,这种炎症使气道对外界刺激(如花粉、冷空气、烟雾等)的反应性或敏感性增加,导致反复发作的喘息、气促、胸闷或咳嗽等症状。上述症状多在夜间和(或)凌晨发生,可自行缓解或通过治疗后好转。随着病程的延长可导致气道结构改变(图1),肺功能也随之受损,同时哮喘也是一种异质性疾病,临床表型各有不同。

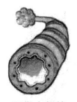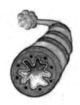

正常支气管　　　哮喘缓解期　　　哮喘发作期

图 1　哮喘缓解期和发作期与正常支气管腔的变化

哮喘的发病情况如何

哮喘是世界范围内高发的呼吸系统常见病,其发病率和病

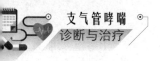

死率仍呈上升趋势。全世界目前有超过 3.58 亿哮喘患者,相对于 30 年前约增加了 12.6%,亚洲地区的哮喘患病率也在逐年上升,目前为 5%左右,我国 20 岁以上人群哮喘患者多达 4 570 万。许多哮喘患者自小即患病,反复发作哮喘和呼吸困难,给生活、学习、工作带来很大麻烦。其中,每年死于哮喘病的人数就高达 18 万人之多,大家熟知且非常喜爱的著名歌星邓丽君就是被哮喘夺去生命的。哮喘病给全球造成的经济负担已超过了结核病、艾滋病的总和。

我国 14 岁以上人群被诊断的哮喘患病率为 1.24%,新诊断的哮喘患者占 26%。吸烟、非母乳喂养、肥胖、宠物饲养、一级亲属患有哮喘、花粉症,以及本人患有过敏性鼻炎、湿疹等均为哮喘发病的危险因素。我国 20 岁以上人群哮喘的患病率约为 4.2%,其中 26.2%的哮喘患者存在气流受限。由于气候环境、生活条件、职业等因素的不同,各地患病率不同。国外的调查报告指出,不同国家哮喘的患病率不尽相同,在 1%～8%之间波动,超过 80%的哮喘患者生活在经济水平较低的地区。哮喘可以发生在任何年龄,成人发病率大致相仿。农村或工业不发达的地区,哮喘的患病率明显低于工业发达的城市。但随着工业化程度的不断提高、大气污染的加重和化工工业的发展,无论是农村还是城市,哮喘的发病率均有逐渐增加的趋势。世界卫生组织在全球的哮喘分布统计中发现,欧美国家的哮喘发病率高于亚非地区,城市哮喘的发病率高于农村地区,种族之间差异不明显。

哪些人更容易得哮喘

目前哮喘的病因尚不完全清楚。大多数学者认为哮喘是一种有明显家族聚集倾向的多基因遗传疾病，受到遗传和环境多种因素的影响。影响哮喘发病的危险因素可以分为宿主因素（遗传、年龄、肥胖、情绪、妊娠、月经等）和环境因素（变应原、感染、职业因素、药草烟雾、空气污染、饮食等），这两类病因相互作用导致了哮喘的发生和发展。在这个问题中，我们主要讨论个人因素也就是宿主因素的影响，环境因素将在下一个问题的讨论中加以解释。

哮喘与遗传有一定关系。父母是哮喘患者，其子女不一定都患有哮喘，但比别的孩子更容易患哮喘，或者说得哮喘的机会多一些；生活中患哮喘的人群以老人与儿童最为常见，主要是因为老人与儿童的身体机制使得其免疫力低下、抗病能力差，极易患呼吸道系统疾病；当人处于过度劳累的状态，如突然高强度的剧烈运动、长时间的体力劳动、紧张的竞技运动等，也容易哮喘；一些精神因素，包括忧虑、悲伤、过度兴奋甚至大笑等情绪波动也可以成为哮喘发作的诱因；长期吸烟也会对肺部及呼吸道造成严重的损伤，因此烟民更容易患呼吸道系统疾病，包括哮喘。

除此之外，有研究表明肥胖、打鼾、鼻炎对哮喘的发病也有重要影响。

流行病学的研究指出，肥胖让人容易得哮喘。一般用体重

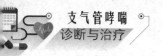

指数来衡量肥胖的程度,体重指数(BMI)计算方法是体重(kg)除以身高(m)的平方。数值在 18.5～25 之间为体重正常,在 25～29 之间为超重,BMI 大于 30 为肥胖。体重指数在 25(含)以上时,患哮喘的概率比体重指数正常者增加约 50%,体重指数越高患哮喘的风险也越高。其中的机制可能是肥胖患者更容易出现气道高反应,而气道高反应对于哮喘的发生影响很大。肥胖的哮喘患者,体重增加会加重哮喘症状;反之,减肥可以改善肥胖哮喘患者的症状及生活质量。同时,由于肥胖患者体表面积及耐受性问题导致肥胖哮喘患者的药物治疗反应性较差,部分患者出现耐药情况。

打鼾俗称打呼噜,是导致夜间上气道痉挛的一个重要因素,因此可加重哮喘患者的危险性。睡觉经常打鼾的儿童出现夜间咳嗽的比例明显高于不打鼾的儿童,在某些情况下,打鼾是引发儿童夜间咳嗽的主要原因,而夜间咳嗽则是哮喘发作的一大危险信号。同时,哮喘患者常常合并有过敏性鼻炎的表现,也会导致夜间打鼾。有研究证实,哮喘患者夜间打鼾的发生率较正常人群高出许多。尽早发现并明确打鼾原因,避免打鼾诱因有利于哮喘的康复及减少哮喘的发作。

过敏性鼻炎、结膜炎、过敏性皮肤疾病是临床上较为常见的疾病,哮喘患者往往同时合并这些过敏性疾病。过敏性鼻炎、结膜炎也会出现鼻塞、流涕、鼻痒、打喷嚏、眼痒等症状,容易被误诊为普通感冒。过敏性鼻炎和哮喘之间存在密切的关系,过敏性鼻炎没有得到控制也是哮喘反复发作的原因之一。儿童过敏性结膜炎因其病史难以询问、主诉常不明确、其临床特征与成人过敏性结膜炎有一定的差异性,临床误诊率极高,需要引起医生和患者的重视,因此儿童哮喘的诊断较成人更加困难。

诱发哮喘的环境因素有哪些

哮喘是一种反复发作的慢性疾病,每次发作都与某种或某些激发因子有关,这些激发因子就是哮喘的诱因,主要包括吸入物(尘螨、花粉、真菌、动物毛屑、蚕丝、刺激性气体等,图2)、感染(病毒、支原体、细菌等)、气候变化等各种环境因素。在哮喘的治疗中,必须确定、控制并避免接触这些诱因。

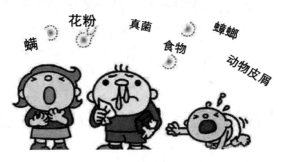

图2 日常生活中诱发支气管哮喘的常见环境因素

哮喘的急性发作主要与过敏、气候变化、感染、情绪变化等因素有关。

(1) 过敏因素:有30%～40%的哮喘患者可查出过敏原。尘螨、猫狗的皮屑、霉菌、花粉、牛奶、禽蛋、蚕丝、羽毛、飞蛾、棉絮、真菌等都是重要的过敏原。

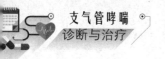

（2）气候因素：如严寒季节轻易受凉而导致呼吸道感染，或天气忽然变化、气压降低，都可激发哮喘发作。

（3）微生物感染：感冒是最常见的诱因，冬春季节或气候多变时更为明显。其中病毒感染更容易导致小儿哮喘发作。

（4）职业性因素：从事与过敏原接触工作的人员易诱发哮喘，如制药或化工企业的工人、医护人员对某种药物过敏等。

（5）非特异性理化因子：哮喘患者吸入香烟烟雾、灰尘、油漆味、冷空气后，可刺激支气管黏膜下的感觉神经末梢，反射性地引起迷走神经兴奋，在气道高反应的基础上就会导致支气管痉挛。

值得一提的是，在宠物的分类中，猫较狗更加容易诱发哮喘。部分学者认为，儿童时期较早接触动物有利于减轻对动物的过敏。关于孕妇是否可以饲养宠物猫狗，大部分学者认为不建议，尤其有过敏体质者需慎重对待。

哮喘与过敏之间有什么关系？什么是过敏性哮喘

哮喘是一种慢性炎症，这种炎症状态持续存在，在不发病时患者无任何不适。事实上，哮喘就是过敏性反应在呼吸道的一种表现，在接触某些过敏因素后，炎症使气道产生较高的反应（气道高反应性），导致喘息、气促、胸闷或咳嗽等症状的产生。这种过敏因素可以是外界的过敏原，也可以是病毒感染、运动等情况。前者称为外源性哮喘，后者称为内源性哮喘。外源性哮喘大多在幼年时开始发病,有较明显的家庭及个人过敏史,患者在婴幼儿时期常常患有湿疹及过敏性鼻炎,并有较强的季节发病性。内源性哮喘多由于呼吸道经常受到某些物质的刺激而引起,包括感染性哮喘、月经期哮喘、妊娠性哮喘及阿司匹林性哮喘等,由感染(病毒、细菌)引起的哮喘发作最常见。此外,接触寒冷空气、大气污染、职业性粉尘、烟雾也可能引起哮喘发作。内源性哮喘患者中过敏体质和家庭过敏史较少,多数于30岁以后发病,较少有其他过敏症的表现,不伴过敏性鼻炎,但伴鼻窦或副鼻窦炎。由于内源性哮喘的发病机制至今尚不明确,所以治疗的效果也不理想,预后也较差。

那么,人们经常说的过敏性哮喘又是什么呢?过敏性哮喘主要指因经鼻吸入过敏原和经口食入过敏原而被诱发,以吸入性过敏原为主,包括灰尘、尘螨、霉菌、花粉和烟雾等。这些物质被吸入气道后沉积于气道黏膜上,通过局部及全身免疫反应引起气道变应性炎症。吸入性过敏原引起气道变应性炎症分致敏和致炎两个阶段。某些患者在不知不觉之中与之长期接触就可以产生致敏,此时机体渐渐进入敏感状态。当过敏原浓度较高且患者处于易感状态时,几个月的接触足可致敏,过敏原浓度低时致敏期则可长达数年甚至数十年。例如某些油漆工长期接触刺激性气体,在1~2年内没有发病,但再经过数年后,就可发生哮喘等变态反应性疾病。

也就是说,有哮喘就有过敏性反应,但不是所有哮喘都伴有其他系统的过敏表现,也不是所有哮喘都是过敏性哮喘。

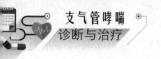

哮喘有哪些过敏原

1. 食物

几乎任何食物都有可能诱发过敏症状,尤其在儿童时期。目前已知可引起过敏的食物有数千种之多,但经实验证明可诱发哮喘发作的仅数百种。我国常见的过敏食物包括:奶及奶制品、禽蛋类、海产品、水产品、花生等油料作物、豆类、食品添加剂,还有某些具特殊气味的食物,如大葱、大蒜、辣椒、生姜等。食物引发过敏性哮喘的机制非常复杂,需要具备患者本身的特殊体质和接触致病性食物两个基本条件,才有可能发病。当患者第一次摄入食物变应原后,食物变应原通过消化道进入血液循环,刺激机体产生一种特异性的抗原,会让机体处于致敏状态,当人体再次摄入这种食物,就会发生过敏反应。

食物引起过敏的原因机制复杂,目前尚未完全清楚,一般认为,我们日常生活中较少接触的食物引起过敏的可能性会越大,例如部分东方人容易对芝士和奶酪过敏,而部分西方人容易对花生过敏;相反,东方人很少对花生过敏。食物过敏最常见的表现为进食数分钟至数小时后出现腹泻,多为稀便或水样便,伴或不伴有腹痛,通常无发热症状。

2. 药物

由药物原因导致的哮喘发作或加重统称为药物性哮喘,这种哮喘有一个明显的特征,就是先接触药物,后出现哮喘发作。

常见的可引起哮喘发作的药物主要有以下4类。

（1）具有抗原性的药物：蛋白质类过敏原皮试药物、花粉脱敏剂、细胞色素C、疫苗、抗病毒血清、部分抗生素（如青霉素、头孢菌素、红霉素等）及右旋糖苷等。

（2）直接释放介质的药物：用于支气管激发试验的组胺、静脉麻醉剂（硫喷妥钠、普鲁卡因）、肌肉松弛药（琥珀胆碱、氯化筒箭毒碱）、造影剂（碘、甲基葡胺）。

（3）改变介质合成的药物：阿司匹林、去痛片（索米痛片）、安乃近、扑尔敏（氯苯那敏）、保泰松、消炎痛（吲哚美辛）、布洛芬等解热镇痛药。

（4）影响神经递质的药物：拟交感神经药物（肾上腺素、异丙基肾上腺素）、胆碱药物（乙酰胆碱、新斯的明）、β受体阻断剂（普萘洛尔）。

3. 尘螨

尘螨是诱发支气管哮喘发作的重要因素之一。尘螨是世界性分布较为广泛的螨种，特别适于生长于温暖潮湿的地带，其繁殖能力较强，一小部分由于体积小而能被抖到空中，主要通过人类的活动携带而传播。研究发现，所有的屋内灰尘中均存在有螨，其滋生的主要条件是适宜的温度、湿度和人体皮屑，故尘螨主要滋生于居家卧室中，以床褥、枕头和软垫椅中最多。因卧室通风状况较差，人逗留时间长，从而使卧室内温度及湿度较高，为尘螨的繁殖创造了有利的环境。卧室中床褥、枕头等家用物件，人体接触频率较高，皮屑量丰富，如果日常洗晒较少，则是尘螨繁殖的主要温床。此外，随着生活水平的提高，空调和私家车的使用率越来越高，但是对空调的清洁问题却没有足够的重视，也为

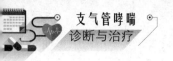

螨虫的繁殖提供了条件。办公室职员及汽车司机,每天使用空调,环境较密闭,容易受螨虫的侵袭,引起皮肤瘙痒、干咳及皮疹,甚至诱发哮喘发作。尘螨过敏在有地毯的家庭尤为明显,因此地毯的定期清洗及高温灭菌很重要,在炎热潮湿的地区不建议使用地毯。

4. 霉菌

霉菌在空气中达到一定浓度可导致过敏患者出现过敏症状。霉菌是自然界广泛存在的一类生物,室内和室外均能生长,喜欢温暖潮湿的环境,繁殖能力极强,易产生孢子和菌丝。霉菌的孢子和菌丝均有抗原性,但孢子的抗原性较强,且孢子体积极小,显微镜下才能看见,可在空气中随风自由飘散。家庭里的很多地方,看似干干净净,其实却是霉菌容易滋生的场所。如浴室平时较少通风干燥,室内湿度较高,是霉菌最容易滋生和繁殖的场所。此外,空调的滤网也是霉菌喜欢生长的地方,若无定时清洗干燥,可直接影响到霉菌的产生。如果在浴室的墙面、浴帘、浴室用品及空调滤网等处看见白色、黑色或绿色斑点,说明这些地方已有霉菌生长,需要引起我们足够的重视。

霉菌作为较为强烈的致敏原,近年来随着研究的深入,发现霉菌不仅可以引起气道内的变态免疫反应,类似于哮喘发作,称之为变态免疫反应性支气管肺曲霉菌病。同时还可以引起皮肤的过敏反应,皮疹难以根治,这种由真菌导致的皮肤病,抗真菌和抗感染治疗同时进行尚可取得良好效果。

5. 蟑螂

蟑螂广泛分布于人类居住的城市,是各种传染性疾病的媒介,是居家室内常见的过敏原之一。引起蟑螂过敏的物质可能来自其唾液、脱落的表皮、排泄物及尸体,这些过敏原可引起哮喘等过敏性疾病的发作,通常蟑螂引起的过敏反应表现为皮疹,起病迅速,皮疹瘙痒,伴或不伴有疼痛,部分严重过敏者可出现喉头水肿,甚至危及生命。因此蟑螂过敏绝不可轻视,尤其伴有呼吸困难时,怀疑喉头水肿者应立即就医。

6. 花粉

自然界中的花粉是一种主要的致敏原,每当春暖花开之际,是最容易引起花粉过敏的。虽然花粉的种类很多,但并非所有的花粉都会导致过敏,仅有部分花粉可以致敏。植物花粉的传播方式有两种,一种是以风为花粉的主要传播方式,称为风媒花。风媒花花型很小,无芳香气味,数目众多,花粉量大,经风传播后,花粉极易进入人体的呼吸道,是呼吸道花粉过敏的主要原因;另一种是以昆虫(如蜜蜂等)为花粉的传播方式,叫作虫媒花。虫媒花色彩鲜艳,气味芳香,靠昆虫传播授粉,在空气中的花粉量很少,一般不会引起花粉过敏的流行。不同的季节引起过敏的花粉也有所不同。春季以树类花粉为多,比如我国北方地区,早春常见的致敏花粉树种有榆树、杨树和柳树,晚春则有柏树、椿树、橡树、桑树和胡桃等;夏季以禾本科作物及杂草类花粉居多,常见的有玉米、高粱、小麦、菊科和豆科植物等;秋季则以莠类花粉为多,常见的有向日葵、大麻、蓖麻等。而人们常见的桃花、玉兰、樱花等观赏性树花,因花型及花粉颗粒较大,多以虫为媒介,如果不长时间直接接触,导致人体致敏的概率较低。

7. 蚕丝

若哮喘的反复发作与接触蚕丝有关,即应考虑蚕丝过敏的

可能。我国是养蚕大国,除从事养蚕等职业性接触外,在日常生活中接触丝绵的机会也较多,如用丝绵制作的服装和被褥、垫子等,而蚕丝过敏的主要成分正是丝绵,经过多次处理的丝绸,因加工过程中变应原成分已除去,很少诱发过敏。蚕丝过敏多数为职业性因素,常年工作暴露于蚕丝环境中,早期大部分患者以咳嗽或咳嗽变异性哮喘居多,后期部分患者表现为过敏性肺炎改变、缺氧及两肺间质性改变。

8. 地毯

生活中常见的地毯也可诱发人体过敏。地毯引起过敏主要来自两个方面:一是对地毯本身过敏,因地毯是由动物毛、人造纤维或蚕丝等制成,这些物质较易引起过敏,一些过敏体质的人群与之接触后即可发生过敏。二是地毯很容易吸附尘土和一些微小的颗粒,如尘螨、真菌孢子等,且地毯笨重难以清洗,尤其是深藏在地毯中的尘土和致敏微粒很难吸干净,日积月累形成过敏原,引起人体的过敏反应。

哮喘和空气污染有关吗

空气污染包括室外空气污染和室内空气污染。虽然室外大气中的二氧化硫、臭氧等污染物也能够诱发哮喘,但我们更重视室内环境中的过敏原。在现代城市中,室内空气污染的程度比户外高出很多倍,更重要的是80%以上的城市人口,七成多的时间在室内度过,特别是儿童、孕妇和慢性病患者在室内的时间更长,受到室内环境污染的危害也就更加显著。世界卫生组织宣布全世界每年有 10 万人因为室内空气污染而死于哮喘,其中 35％为儿童。由此可见,室内空气污染和哮喘的发作密切相关。

我国近年来较为引人关注的环境污染问题是雾霾,而雾霾中危害较大的为 PM2.5,当雾霾的颗粒较大时,容易沉积在鼻咽部,而颗粒较小时容易被吸入,颗粒为 PM2.5 的时候几乎随着呼吸大部分都会沉积在支气管内引起支气管和肺泡的损伤,往往诱发气道炎症性疾病,包括支气管哮喘和慢性阻塞性肺疾病等。

哮喘与气候有何关系

我国地域广阔,各地气候条件不同,哮喘的患病率也不一致,说明哮喘的发病和气候有关联。很多哮喘患者每到换季或春秋季就会发作,而真正到了严寒的冬天和酷热的夏天,哮喘症状反而会有所减轻。这是什么原因呢?

首先,换季时由于天气反复无常,室外温度忽冷忽热,上呼吸道感染(感冒)多发。而上呼吸道感染会诱发并加重哮喘。其次,气温的变化对呼吸道是一种刺激,能够使得气道反应性增高,诱发咳嗽和气喘等哮喘症状,特别是吸入冷空气或吹到冷风就会出现。很多哮喘患者可能都有过类似的经历。再次,低气压容易造成空气中各种变应原如花粉、尘螨、动物皮毛、细菌、灰尘与工业性刺激物不易向高处飘逸扩散,而向低处散落,这些过敏原一旦被吸入呼吸道就会诱发哮喘。

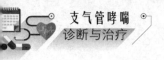

　　此外,春季绝大多数的花草都会开花,秋季也有桂花飘香,空气中飘浮着大量的花粉和植物种子等过敏原。春秋两季也适合尘螨的生长和繁殖,空气中尘螨浓度会明显升高。这些都容易导致哮喘的急性发作。

哮喘和感冒有何关系

　　感冒等呼吸道感染是导致哮喘发作的主要原因。然而感冒的症状与哮喘的表现往往有重叠,某些时候很难鉴别,有研究显示哮喘患者所述感冒其实约47.6％为过敏性鼻炎。感冒多是由病毒感染所致,研究表明,病毒感染是引起气道过敏性炎症从而诱发哮喘的主要因素,尤其是小儿哮喘。病毒感染不仅可以引起呼吸道的感染性炎症,还可诱发气道过敏性炎症。小儿阶段引起哮喘发作的常见病毒为呼吸道合胞病毒,成人阶段呼吸道合胞病毒感染率较低。而细菌感染虽然在哮喘发作中不占主要地位,但哮喘患者一旦合并细菌感染,也会诱导气道炎症,诱发气道平滑肌痉挛,使哮喘发作加重,尤其成人更为多见。因此,哮喘患者更加需要注意防寒保暖,预防呼吸道感染。

哮喘和吸烟有何关系

　　香烟的烟雾中含焦油、尼古丁和氰氢酸等多种有害成分。

尼古丁可作用于自主神经,刺激迷走神经引起支气管痉挛;焦油可引起支气管黏膜上皮的增生和变异;氰氢酸会损害支气管黏膜上皮细胞和纤毛系统,支气管黏膜分泌黏液增多导致气道阻力增加,纤毛活动障碍会削弱肺的净化功能。所以吸烟除了直接引起支气管痉挛外,还会通过损害呼吸道屏障功能间接诱发哮喘。王辰院士领衔的一项研究显示吸烟人群的哮喘发病率显著升高;在哮喘患者中,吸烟者比不吸烟者的哮喘控制程度更差、对糖皮质激素治疗的反应更弱,其机制可能与吸烟及相关的慢性气道炎症改变了哮喘的类型有关(图3)。戒烟可以在一定程度上改善哮喘患者的症状及肺功能,对于哮喘患者需要加强戒烟干预,临床及科普工作需要更多关注吸烟哮喘患者这一表型。

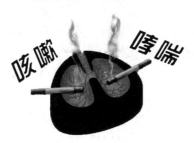

图3　吸烟不仅诱发哮喘,更让哮喘难以控制

哮喘和精神心理因素有相关性吗

世界卫生组织在《全球哮喘防治创议》中强调精神病史和心理社会问题与危重哮喘的关系,尤其应注重对哮喘患者的管理和教育。心理因素与哮喘的关系十分复杂,其涉及医疗水平、患

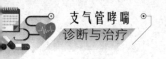

者文化素养、性格、家庭及社会等诸多因素。精神心理因素和哮喘的发作密切相关,在哮喘的发生、发展和转归中起着重要作用。哮喘患者心理障碍总评分明显高于健康人群,而且躯体化、强迫症状、人际关系敏感性、恐惧、焦虑、抑郁、敌对、偏执和精神病等 9 项因子积分亦明显高于健康人群。有的哮喘患者平时随身携带 β_2 受体激动剂的定量雾化器(如万托林),感到心里很踏实,如果突然发现忘带药物,就有可能立即出现哮喘发作。精神因素既可以诱发和加重哮喘,有时也可以缓解哮喘。强烈的精神刺激可激发和加重哮喘,诱发哮喘的精神心理因素中以焦虑最明显,其次为愤怒、抑郁、恐惧、兴奋,哮喘患者出现发作先兆时如果充分放松、安静休息、稳定情绪,也能够避免急性发作。

哮喘和月经有何关系

　　临床上极少数女性哮喘患者月经期容易出现急性发作,月经结束后哮喘症状缓解,称为月经性哮喘。这种月经性哮喘与一般的哮喘有所不同,发病机理尚未完全清楚,较为公认的观点是与体质、感染、过敏、精神因素等有一定关系。由于月经期间机体的抗病能力、内分泌系统均发生一定的变化,也是易发作的因素。月经性哮喘是可以预防的,因为月经性哮喘大多没有器质性病变,一般发作较轻,相对来讲没有多大的危险性,而且部分患者改善体质后可不药而愈。本病的治疗也重在预防,一旦患病,应避免精神过于紧张、恐惧、劳累,但也不能轻视。实践证明,本病患者注重加强身体锻炼,改变体质后多可终止哮喘发作。

哮喘和更年期有关吗

更年期与哮喘看似没有什么关系,然而欧洲一项多国研究发现,女性进入更年期之后,患哮喘等呼吸疾病的风险增大,同时我们在临床中也确实发现,更年期是哮喘发病的另一个高峰时期。在更年期因感染诱发的内源性哮喘概率很高,这些患者本身可能属过敏体质,有时在某次呼吸道感染后,咳嗽迁延不愈,进而发展为哮喘。

更年期出现哮喘的发生机制较为复杂,其中很主要的一个因素是与体内雌激素含量的改变相关。国外有研究表明,绝经后老年女性接受激素代替治疗后,肺功能指标显著提高,哮喘发作次数也明显减少。另外,更年期妇女机体本来就要敏感一些,抵抗力也开始下降,容易发生包括呼吸道感染等,发生哮喘后情绪又较为紧张,对哮喘以吸入激素为主的慢性持续治疗方案顾虑较多(包括担忧激素的副作用)等,所以,这多方面的因素造成更年期的哮喘患者病情较重且不易控制。

哮喘和过敏性鼻炎的关系如何

环境和生活方式影响方面,研究发现长春地区大气中 PM2.5

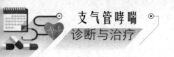

和 PM10 与成人过敏性鼻炎患病率显著相关；研究也发现空气污染物成分影响过敏性疾病；PM2.5 加重过敏性鼻炎的鼻黏膜 2 型炎症反应，同时加剧哮喘的急性发作。中国大陆 18 个中心城市的大气中 SO_2 浓度与成人过敏性鼻炎患病率呈正相关。此外，不合理饮食结构可能也有诱发作用，有研究发现小学生膳食结构中豆类、黄油、坚果和土豆的比重增加与儿童过敏性鼻炎患病率增加有关。过敏性鼻炎是哮喘的高危因素，也是哮喘的表现症状之一。

前面我们提到，哮喘与过敏性疾病之间关系密切，过敏性鼻炎和哮喘有很多相同的特征，被认为是同一类型的呼吸道疾病。两者在发病机制、诱发因素等各方面都有一致性，而且它们都和过敏反应有关。同哮喘一样，过敏性鼻炎的发作常与吸入过敏原有关，如室内过敏原螨虫、宠物、昆虫等，室外变应原如花粉或真菌等。室内外空气污染（如香烟、机动车尾气等）对过敏性鼻炎的发病也有重要影响。容易诱发哮喘的阿司匹林和其他非激素类抗炎药物也常常能诱发过敏性鼻炎。

哮喘合并有过敏性鼻炎者占哮喘患者的 25%～50%。这些患者在吸入糖皮质激素的基础治疗上，若能够积极控制鼻炎，则能明显减少哮喘发作的频率。反之，若过敏性鼻炎未能得到有效控制，将成为哮喘反复发作的导火索，使哮喘迁延不愈。而对哮喘的治疗，尤其是顽固性哮喘，不能只想到如何治疗哮喘本身，为了更好地控制哮喘，必须仔细分辨是否合并有过敏性鼻炎，并积极施治。

哮喘患者为什么容易出现肺部感染

哮喘的本质是一种慢性气道炎症,这种炎症反应会损害气道上皮细胞、使黏液分泌增多、使纤毛摆动功能减弱、使得呼吸道的屏障功能削弱。哮喘急性发作时,气道会出现黏膜肿胀和痉挛狭窄,不利于痰液及有害物质的排除,容易造成肺部细菌繁殖生长。此外由于哮喘急性发作时,免疫球蛋白分泌量下降,各种吞噬细胞功能障碍,使得气道局部免疫功能受到抑制。反复哮喘发作的患者,经常接受静脉或口服糖皮质激素治疗,也会抑制机体免疫功能。这些因素的共同作用,就导致哮喘反复发作的患者更加容易出现肺部感染。

最新研究显示,支气管哮喘急性发作合并肺部感染患者白细胞介素-32(IL-32)、免疫球蛋白E(IgE)水平升高,并发现哮喘家族史、IL-32水平、IgE水平升高与支气管哮喘急性发作合并肺部感染预后密切相关。

哮喘还有可能导致哪些危重病情

1. 气胸和纵隔气肿

纵隔气肿哮喘并发纵隔气肿是哮喘急性加重、危及生命的重要原因之一。哮喘急性发作时,由于气道痉挛,气体潴留在肺

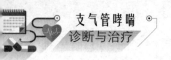
泡,肺泡内压力升高,造成肺泡破裂。此外,重症哮喘患者往往需要呼吸机辅助通气治疗,也容易形成气压伤,造成气胸及纵隔气肿。肺泡破裂后,气体可以直接进入胸膜腔造成气胸,也可能在肺内压力的驱动下,漏出的气体沿着肺间质进入纵隔引起纵隔气肿,这时胸部和颈部皮肤会出现握雪感。哮喘急性发作患者一旦出现气胸或纵隔气肿,会使病情迅速恶化,而且药物治疗对此毫无作用,如不及时治疗将危及生命。

2. 呼吸衰竭

哮喘重度发作时,气道炎症明显,黏膜充血、红肿,支气管收缩和黏痰栓塞,使支气管管腔狭窄,甚至发生阻塞,造成气体进出肺脏困难,使得含氧的新鲜空气难以进入肺内。氧气无法进入肺内,造成缺氧,动脉血变成暗红色,而不像健康人那样呈鲜红色,医学上称为低氧血症。此时患者口唇、皮肤、指甲呈现明显的紫色,标志机体处于缺氧状态。大脑、心脏等重要脏器的严重缺氧可导致患者的死亡。由于二氧化碳弥散的速度是氧气的20倍,在发病早期,血液中一般不会出现二氧化碳潴留,但如果支气管痉挛严重,或出现呼吸肌疲劳,导致有效通气量不足,就会造成二氧化碳潴留。动脉血二氧化碳指标的上升标志着病情非常危重,需要立即进行抢救。

3. 心律失常

哮喘急性发作时容易出现心律失常,严重时甚至会出现休克或猝死。其原因除哮喘严重外,还有药物和治疗的副作用。一方面,哮喘急性发作,特别是重症哮喘患者,会出现缺氧和二氧化碳潴留,此外由于过度通气会从呼吸道丧失大量水分,导致血容量不足,这些都会引起心律失常和低血容量性休克。另一方面,治疗哮喘的 β 受体激动剂和茶碱类药物,除于支气管发挥舒张气道作用外,还会激动心脏的 β 受体,导致心律失常的发生。特别是氨茶碱,如果静脉注射速度过快、剂量过大,会出现血压升高、心跳加快,严重时会出现恶性心律失常危及生命。

4. 慢性阻塞性肺疾病和肺源性心脏病

哮喘和慢性阻塞性肺疾病都是慢性气道炎症性疾病,发作时都会出现气流阻塞,不同之处在于哮喘的气流阻塞能够完全缓解,而慢性阻塞性肺疾病的气流阻塞不能完全缓解。哮喘患者在早期阶段,急性发作时由于气道痉挛引起气流阻塞,气道痉挛能够自行缓解或治疗后缓解,在缓解期也不存在气流阻塞现象。但如果哮喘病情不加控制,反复急性发作,气道在各种刺激因子持续作用下,就会逐渐出现气道管壁纤维化,气道结构破坏重构,形成不可逆转的气道狭窄,最终发展成为慢性阻塞性肺疾病。随着疾病的进展,肺内潴留的气体也越来越多,肺组织结构破坏形成肺气肿,再加上哮喘发作时出现的缺氧和二氧化碳潴留导致的肺血管收缩痉挛,就会形成肺动脉高压,久而久之就会发展为肺源性心脏病。可见哮喘反复发作会进展为慢性阻塞性肺疾病和肺源性心脏疾病,因此一旦诊断哮喘就要及早开始长期规范的治疗。

哮喘为什么容易反复发作? 怎样才能让哮喘不再发作

随着医学的不断发展,人们对哮喘的认识也越来越深入。

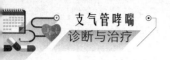

在 20 世纪 70 年代以前,人们认为哮喘就是一种过敏性疾病,只会发生于过敏体质者。80 年代以后,逐渐认识到哮喘的本质是气道慢性炎症和气道的高反应性。由于慢性炎症持续存在,气道的反应性要比正常人高,一旦受到过敏原的刺激,就会发展为急性炎症,导致哮喘急性发作。即使平时为轻度哮喘,在某些激发因素下也会出现急性发作,甚至是致死性发作。因此在日常生活中,哮喘就表现为一种容易变化的发作性疾病,发作时轻重不一,病情起伏不定。

如前所述,我们已经知道哮喘是一种气道慢性炎症,接触过敏原会急性发作。因此需要从两方面来采取措施,使哮喘维持在稳定状态,不再发作。一方面,需要长期规范吸入糖皮质激素或应用其他抗炎药物,减轻并控制气道慢性炎症,这样才能从根本上控制哮喘。另一方面,要从哮喘的诱发因素入手,避免各种过敏原和刺激因素,如禁止吸烟,避免接触油漆、过敏花粉和动物皮毛,及早防治呼吸道病毒感染,适当体育锻炼,增强体质,对明确证实的某些有过敏反应的过敏原设法避免。治疗并存的过敏性鼻炎,可及早使用喷鼻剂类激素如倍氯米松喷鼻剂或氟替卡松喷鼻剂防治,目前除了激素类药物,还有白三烯抑制剂孟鲁司特钠。

根据临床表现,哮喘可分为急性发作期、慢性持续期和临床控制期,哮喘慢性持续期在治疗中最为关键,这部分哮喘患者人数居多,往往病情又没有得到有效控制,慢性持续期的治疗遵循脱离过敏原,哮喘治疗目标在于达到哮喘症状的良好控制,维持正常的活动水平,同时尽可能减少急性发作、肺功能不可逆损害和药物相关不良反应的风险。哮喘慢性持续期的治疗原则以患者病情严重程度和控制水平为基础,选择相应的治疗方案。治疗哮喘的药物可以分为控制药物和缓解药物。

控制药物是需要每天使用并长时间维持的药物,这些药物主要通过抗炎作用使哮喘维持临床控制,其中包括吸入型糖皮质激素(inhale corticosteroids, ICS)、全身性激素、白三烯调节剂、长效 β_2 受体激动剂(long-acting inhale bete 2-agonist, LABA)、缓释茶碱、甲磺司特、色甘酸钠等。

缓解药物又称急救药物,这些药物在有症状时按需使用,通过迅速解除支气管痉挛从而缓解哮喘症状,包括速效吸入和短效口服 β_2 受体激动剂、吸入型抗胆碱能药物、短效茶碱和全身性激素等。

最新的生物靶向药物,如抗 IgE 单克隆抗体、抗 IL-5 单克隆抗体、抗 IL-5 受体单克隆抗体和抗 IL-4 受体单克隆抗体等也在哮喘的控制中起到了积极的作用。我们要针对个体合理选择药物,拟定治疗方案,长期随访,不断调整,达到最佳控制目标,争取让哮喘不再发作。

哮喘可以自愈吗？不发作还需要治疗吗

临床上确实有部分哮喘患者能够自行缓解,这种情况主要见于儿童患者在成年后不再出现哮喘发作。儿童哮喘和成人哮喘的预后有所不同,多数哮喘患儿到青春发育期哮喘会自然

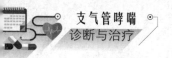

痊愈。国外研究显示儿童哮喘患病率为 5% 以上,但成年哮喘患病率只有 0.5%;去除其他因素,可以推论出,十个患儿中有八九个是可以痊愈的,所以儿童哮喘的预后明显好于成人。但如果因此而认为小儿哮喘到青春期自然就好了,治不治无关紧要那可就错了。因为如果不进行积极有效的治疗,儿童哮喘有可能会发展为成年哮喘,而通过规范化的治疗则能够减少这种风险。

哮喘是一种慢性疾病,容易反复发作,这就决定了在临床上需要长期进行治疗。许多患者只是在哮喘发作时才采取应急治疗,而在缓解期却不给予任何药物,这样容易导致哮喘反复发作,长期如此可导致肺气肿、肺心病等严重的并发症。其实哮喘的治疗重点是在缓解期,即奉行国际哮喘会议确定的以抗炎作为治疗哮喘的首要原则。通过缓解期的哮喘治疗,来增强体质、提高机体免疫力和长久的御病能力,这样能够消除气道内的炎症,进而起到预防哮喘的效果。用预防类的药物进行治疗,开始时病情改善较慢,通常要服用几个星期后,药物才能够发挥最佳效果,预防类药物发挥作用虽慢,但对预防哮喘的发作十分有效,患者必须坚持定时用药,这样才能够延长哮喘的缓解期。临床工作中,经常遇到患者在稳定期自行停药,这样每次加重往往都需要静脉使用激素,因而带来很多副作用。为了能够使患者接受哮喘是慢性病这一概念,我们常常借助高血压、糖尿病的治疗原则,自行停药后血压、血糖往往很不稳定,那么哮喘也一样的道理。

哮喘的临床表现

哮喘的典型症状是什么

发作性伴有哮鸣音的呼气性呼吸困难为哮喘的典型临床表现,也可表现为发作性胸闷和干咳或咳大量白色泡沫痰等,严重时不能平卧,需要坐位两手前撑、两肩耸张,出现额部冷汗、嘴唇和指甲发紫。哮喘症状可在数分钟内发作,历经数小时至数天,可自行缓解或用支气管扩张药物缓解。有些患者在缓解数小时后可再次发作或夜间及凌晨发作。

哮喘的典型发作表现为接触过敏原后出现一些先兆症状,经过数秒至数分钟后开始出现发作期症状,主要有下列表现。

① 呼吸困难:紧随先兆症状后出现胸闷、胸部紧迫甚至窒息感,感觉胸部仿佛为重石所压迫,数分钟后发生呼吸困难,并带有尖音调的哮鸣音。严重时患者不能平卧躺下,被迫坐起,头向前倾、双肩耸起,两手撑膝、用力喘气,发作可持续几十分钟到数小时,然后可自行缓解或经治疗后逐渐平息。

② 咳嗽、咯痰:先兆期常因支气管黏膜过敏而引起咳嗽,先为干咳无痰,程度不等。至发作期时咳嗽往往减轻,转以喘息为主。发作即将结束时,支气管痉挛及黏膜水肿减轻,大量分泌物得以排出,此时咳嗽及咯痰症状再次加重,咯出脓性黏痰。也有

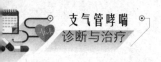

少数患者喘息症状并不突出，而以咳嗽为唯一表现，容易被误认为是慢性支气管炎。

③胸痛：若哮喘发作较重、时间持续较久者可有胸痛，可能与呼吸肌过度疲劳有关。当合并气胸时，可突然出现严重的胸痛。部分患者，尤其是发作较重的儿童及青年患者，哮喘发作时可出现呕吐，甚至大小便失禁。严重哮喘持续发作时，可能有头痛、头昏、焦虑、神志模糊、嗜睡、昏迷等神经、精神症状。若合并感染时可有发热。发作过后多有疲乏、无力等全身症状。

哮喘发作时有哪些体征

在哮喘发作时，患者胸部常呈过度充气状态，有广泛的哮鸣音，呼气音延长。但轻度哮喘或严重哮喘发作，哮鸣音可不出现。患者呼吸困难明显，但无哮鸣音称为沉默胸，这是严重哮喘发作的重要征象。重症哮喘患者肺部过度膨胀，辅助呼吸肌和胸锁乳突肌收缩加强，心率增快，胸腹反常运动和发绀。

哮喘急性发作前有什么预兆

先兆症状就是哮喘患者在急性发作前的一些前驱表现，包括胸闷、咳嗽、打喷嚏、流清鼻涕、鼻痒、流泪等症状。小儿也可能会表现出没精神、不爱说话、不喜玩耍、哭闹不食等表现。在这些症状出现后,短则数分钟,长则数天,患者就会出现典型哮喘发作。对于季节性发作明显的患者,这些先兆表现往往更为明显。有些哮喘患者会在上呼吸道感染后急性发作,感染控制后能够缓解。哮喘患者如果出现下列情况,就要注意当晚或近期会出现哮喘急性发作:①咳嗽、胸闷、有痰不易咳出,症状持续数天;②鼻痒、眼睛发痒、频繁打喷嚏、流清水样鼻涕;③鼻塞、流涕、咽痛、咳嗽、乏力等感冒症状;④儿童在好发季节白天过度疲劳、吵闹;⑤女性患者在好发季节的月经来潮前。

怎样判断哮喘急性发作期的严重程度

反复急性发作是哮喘的特点,轻者可以自行缓解,重者可能会危及生命。因此,哮喘患者首先要知晓急性发作的严重程度是如何区分的,什么情况下必须立即就医。临床上一般根据临床症状、体征和实验室检查结果将哮喘急性发作分为轻度、中度、重度和危重四个级别(见表1)。

表 1　哮喘急性发作时严重程度的评估

临床特点	轻　度	中　度	重　度	危　重
气　短	步行、上楼时	稍事活动	休息时	/
体　位	可平卧	喜坐位	端坐呼吸	/
讲话方式	连续成句	常有中断	单字	不能讲话
精神状态	可有焦虑/尚安静	时有焦虑或烦躁	常有焦虑、烦躁	嗜睡、意识模糊

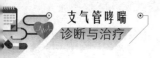

（续表）

临床特点	轻 度	中 度	重 度	危 重
出 汗	无	有	大汗淋漓	/
呼吸频率	轻度增加	增加	常>30 次/分	/
辅助呼吸肌活动及三凹征	常无	可有	常有	胸腹矛盾运动
哮鸣音	散在,呼气末期	响亮、弥漫	响亮、弥漫	减弱,乃至无
脉 率	<100 次/分	100~120 次/分	>120 次/分	>120 次/分或脉率变慢或不规则
奇 脉（收缩压下降）	无（10 mmHg）	可有（10~25 mmHg）	常有（>25 mmHg）	/
使用 β₂ 受体激动剂后 PEF 占正常预计或本人最高值%	>70%	50%~70%	<50%或<100 L/min 或作用时间<2 小时	
PaO₂（吸空气）	正常	60~80 mmHg	<60 mmHg	/
PaCO₂	<40 mmHg	≤45 mmHg	>45 mmHg	/
SaO₂（吸空气）	>95%	90%~95%	≤90%	/
pH	/	/	降低	

感觉气喘就是哮喘吗

哮喘最主要的症状就是喘息,喘息也是哮喘主要的诊断标准之一,但是有气喘并不等于就是哮喘。除哮喘之外,还有很多呼吸系统疾病,甚至各种肺外的疾病都会导致气喘。例如,和哮喘最容易混淆的慢性支气管炎,也会出现喘息症状,但是这种喘息即使在缓解期也会存在,而且多发生在老年人,病情进行性加重。而哮喘的喘息有一定的特征,往往表现为呼气性呼吸困难,严重时能够听到类似吹笛子或吹口哨的高调哮鸣音。这主要是由于在呼气时肺向内收缩,导致痉挛的小气道更加狭窄,在气流快速通过时就会发出高调的哨鸣音。而在吸气时,肺向外扩张,气道的狭窄程度会有所减轻,所以不会出现哮鸣音。此外,哮喘患者的喘息呈反复发作性,能够自行缓解或者用药后缓解,缓解期往往无不适症状。因此,喘息患者就诊时临床医生会根据具体症状、体征等病史分析,必要时进一步行 X 线、肺功能等检查,经过综合分析排除其他疾病后,才能做出哮喘的诊断。

哮喘发作时为什么会感觉有痰咳不出

很多哮喘患者在急性发作,特别是严重发作时,总感觉气管或咽喉有痰,但就是咳不出来。原因就在于,气道内形成了由黏稠痰液、脱落上皮细胞、白细胞等成分构成的黏液栓。这种黏液栓在病情缓解后也不易咳出,它的形成往往和哮喘急性发作时气道黏液腺的分泌、气道纤毛-黏液传输系统功能障碍、过度通气致气道水分大量丧失,以及支气管痉挛致痰液引流不畅等因素有关。在中重度哮喘发作患者或年幼儿童哮喘发作患者中,

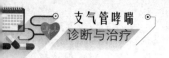

更容易形成黏液栓。广泛形成的黏液栓会堵塞小气道，导致呼吸困难加重、缺氧、二氧化碳潴留，危及生命，给治疗带来很大困难。

什么是季节性哮喘

除了吸入花粉、刺激性气味、进食鱼虾，接触室内尘土、螨虫、动物皮毛等，可使过敏体质的人罹患支气管哮喘外，季节、气候及地域分布与哮喘也有一定关系，患者每到某一特定的季节便出现哮喘发作或病情明显加重，临床上将这种哮喘称为季节性哮喘。季节性哮喘以春、秋季较为多见，也可见于其他季节。季节性哮喘往往与季节性花粉、真菌、空气变化有关。

哮喘的诊断

哮喘的诊断标准是什么

哮喘的诊断主要依赖于病史询问和体格检查,并非所有患者都需要肺功能检查来确定诊断。只要符合下面四条标准就能够确立哮喘的诊断。

(1) 反复发作喘息、气急、胸闷或咳嗽,多与接触变应原、冷空气、理化刺激、病毒性上呼吸道感染、运动等因素有关。

(2) 发作时双肺可闻及散在或弥漫性、以呼气相为主的哮鸣音,呼气相延长。

(3) 上述症状可经平喘药物治疗后缓解或自行缓解。

(4) 除外其他疾病所引起的喘息、气急、胸闷或咳嗽。

如果临床表现不典型,就需要进行肺功能检查,下面三项中至少符合一项阳性才能诊断:①支气管舒张试验阳性;②支气管激发试验或运动试验阳性;③最大呼气流量(peak expiratory flow, PEF)变异率≥20%。

什么是肺功能检查

与胸部 X 线、CT 这些观察肺部静态结构的检查不同,肺功

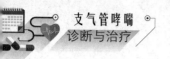

能评估的是呼吸系统动态功能学变化,是临床上胸肺疾病诊断、严重程度评估、治疗和预后评估的重要检查内容。包括:①呼吸功能的评价,明确其呼吸功能是否减损、减损程度及减损类型等;②某些疾病的诊断、病情评估及干预,如呼吸困难的鉴别、外科术前评估、内科干预治疗后的疗效判断等;③肺切除术及上腹部以上部位手术前肺功能评估,规避手术风险;④康复方法的选择或运动处方的确定;⑤职业病伤残等级评估及劳动能力的鉴定。

肺功能检查与临床上其他特殊检查相比,具有以下特点。

(1) 安全性:在现有检查中,相比于众多有创检查,如各种内镜及穿刺检查等,肺功能是一种无创的检查方法,有很高的安全性。

(2) 功能性:在绝大部分的普通检查中,如我们熟悉的胸片、CT 及 B 超等都是形态学的检查,而肺功能则是功能性的检查,对于判断疾病的严重程度有很高的价值。

(3) 廉价性,与其他常规检查相比,肺功能检查价格相对比较便宜,患者更易接受。

哮喘患者肺功能检查有什么意义

虽然典型哮喘无须通过肺功能检查就能诊断,但临床症状不典型的时候,就需要肺功能辅助诊断。另外,在哮喘的治疗过程中,肺功能的变化是一项必不可少的客观评价指标。可以根据肺功能检查判断病情变化,当 FEV1 小而 PEF 日变异率大,则提示哮喘病情严重;仅表现为 PEF 日变异率大则提示哮喘正在急性发作;FEV1、PEF 均大于预计值的 80％,且 PEF 日变异率小,则提示哮喘轻微。因此,哮喘患者像量血压一样定期做肺功能具有重要意义。

什么是支气管舒张试验? 其阳性标准是什么

支气管舒张试验又称支气管扩张试验,是哮喘重要诊断手段之一。支气管舒张试验通过吸入一定剂量的支气管舒张药物,使原来狭窄的气道扩张开来,测定扩张前后 FEV1 的变化,来判断气道阻塞的可逆程度。其适应证是 FEV1 的基础值＜70％预计值。吸入沙丁胺醇、特布他林支气管扩张剂 20 分钟后,如果 FEV1 较用药前增加＞12％,且增加绝对值超过 200 ml,就提示支气管舒张试验阳性,表明气道气流受限是可逆的,从而有助于哮喘的诊断。儿童则只需要 FEV1 增加＞12％即可诊断为阳性。需要注意的是支气管舒张试验阴性不能作为否定哮喘诊断的依据,特别是重症哮喘或哮喘合并慢阻肺的患者。

怎么做支气管舒张试验

支气管舒张试验是通过测定患者吸入支气管扩张剂前后 FEV1 的变化来判断气道阻塞的可逆性,是哮喘诊断的重要方法之一。临床上高度怀疑哮喘时,肺功能检查 FEV1＜70％预计值的患者,

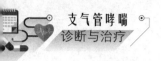

可行支气管舒张试验。该项检查常用于哮喘及慢阻肺的鉴别。

测试步骤: 试验前详细了解受试者的病史,尤其需了解其是否有对所用支气管舒张剂的过敏史,是否有严重心脏病史,体格检查心率是否超过 120 次/分。此外支气管舒张试验前 4~6 小时受试者需停用短效 β 受体激动剂,短效 β 受体兴奋剂或氨茶碱口服制剂需停用 12 小时,长效或缓释放型 β 受体激动剂及茶碱则应停用 24~48 小时。受试者先测定基础肺功能(如 FEV1、PEF),然后吸入 β 受体激动剂(如沙丁胺醇),全部吸入药物后 15 分钟重复肺功能检查。

什么是支气管激发试验? 其阳性标准是什么

激发试验包括支气管激发试验、运动激发试验和过敏原吸入支气管激发试验。应用某种化学、物理或生物的刺激,激发支气管平滑肌收缩,通过比较激发前后肺功能检查,来评估气道的反应性。临床上可用于辅助哮喘诊断、治疗及发病机制研究等。支气管激发试验存在一定的风险性,只适用于 FEV1 在正常预计值 70％以上的患者。因此激发试验前一定要详细了解患者的病史并做体格检查,询问患者以前是否做过类似的检查。排除该试验的禁忌后方可从小剂量开始,逐渐增加激发剂的用量,并随时做好抢救的准备。阳性标准见下。

(1)支气管激发试验阳性标准为:给予标准计量乙酰甲胆碱(醋甲胆碱)或组胺后,FEV1 降低≥20％;给予标准计量蒸馏水或高渗盐水,FEV1降低≥20%。

(2)运动激发试验:对于运动性哮喘的患者可采用运动激发试验,如登梯试验、原地跑步试验、蹲起试验、蹬自行车试验、仰卧起坐试验等。只要达到一定的运动量,患者即可有喘息。同时肺功能试验显示 FEV1、最大呼气中期流速(MMEF)、PEF、气道阻力(RQW)、功能残气量(FRC)及用力肺活量(FVC)等均有一定的变化。

(3)过敏原支气管激发试验:给予过敏原吸入后 FEV1 或 PEF 降低≥20%。但通常认为过敏原激发试验有诱发哮喘急性发作的风险,不推荐临床常规开展。

怎么做支气管激发试验

支气管激发试验是检验气道对某种外加刺激因素引起气道收缩反应的敏感性,间接判断是否存在气道高反应性(airway hyperresponsiveness, AHR)。根据激发剂的不同,常用的可分为药物试验、运动试验、蒸馏水或高渗盐水激发试验、特异性支气管激发试验等。

(1)药物试验:最常用的为组胺或醋甲胆碱,两者的作用机制不完全相同。前者为具有生物活性的介质,吸入后能直接刺激支气管平滑肌收缩,同时也刺激迷走神经末梢,反射性引起平滑肌收缩;后者为胆碱能药物,吸入后是直接与平滑肌上的乙酰胆碱受体结合而使平滑肌收缩。

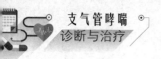

（2）运动试验：大多数哮喘患者在剧烈运动后，会诱发或加重哮喘，剧烈运动后的脱水状态使局部渗透压增高，上皮细胞紧密连接处疏松分离，肥大细胞和嗜酸粒细胞释放炎性介质导致支气管黏膜充血水肿，分泌物增加及平滑肌痉挛。

（3）蒸馏水或高渗盐水激发试验：哮喘患者吸入生理盐水无反应，而吸入高渗盐水（3.6%）或低渗的蒸馏水，则可引起支气管收缩，其反应机制可能是使支气管黏膜表面液体的渗透压发生了改变。这种内环境的改变是一种强烈的刺激，可使肥大细胞脱颗粒，释放介质，并可刺激平滑肌受体导致平滑肌收缩。

（4）特异性和职业性支气管激发试验：哮喘患者有50%～70%属外源性，对某些变应原过敏，常见的有花粉、霉菌、屋尘、昆虫，以及引起职业性哮喘的物质（如动物皮毛、细菌、木料、棉花、谷物、甲醛、塑料制品等），因此为确定何种过敏原能引起哮喘，需直接做此种变应原的吸入试验。

哮喘诊断时峰流速仪有何作用

峰流速仪是一种非常便宜、非常方便的手持简易装置，能够测定从肺脏呼出气体最大流速，即最大峰流速值（PEF）即最大呼气流量。适用于居家每日客观监测哮喘患者气流受限情况，是管理哮喘和预防病情恶化的重要方法。通过每天监测PEF的变化，可以了解哮喘是否获得控制，也有助于哮喘恶化的早期识别。在哮喘症状出现前数小时或数天，PEF就可能出现变化，及早使用缓解药物就能防止或减轻哮喘发作。通过回顾或直接试验接触的变应原情况结合PEF变化,有助于寻找哮喘的诱发因素。需要注意的是,由于PEF可能低估气流受限的程度,尤其是在病情非常严重状态下测定,因此PEF不能完全代替肺功能(如FEV1)指标。

怎样使用峰流速仪

峰流速仪使用方法非常简单,应用前要仔细检查峰流速仪的游标是否能随峰流速仪上下移动而活动,具体操作如下。

(1) 推荐早晚各测定一次。站立或者坐直均可(儿童推荐站立位,以保证呼气力度)。

(2) 确定标尺在仪器的最下端。备好仪器,注意归零,将峰流速仪的游标移至刻度尺的零点。可同时用另外的两个游标设置好个人预计值80%和60%的参考数。

(3) 深吸气,使肺脏完全充满。吸到不能再吸的时候,屏住呼吸。

(4) 将峰流速仪的口含器放至嘴中(必须是水平握住峰流速仪,手握住的地方不要阻碍到游标的移动),用牙齿轻轻咬住口器,用嘴唇包紧口含器(无须使用鼻夹,舌头不要堵住口含器)。

(5) 用力并尽快呼出气体。要用胸腹肌肉尽可能快地用力呼气(确保使用所有的呼吸肌,而不仅仅是口部肌肉)。整个呼气过程不要超过2秒。

(6) 移开仪器。

(7) 读取数值。

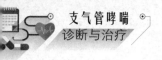

(8) 在哮喘日记中写下结果,再重复两遍以上步骤(共 3 遍),最终记录三个数值中的最大值用于计算,就可以得出 PEF 值。为确保测定的 PEF 值具有可比性,应该确定每次测定时采用同样的方法。

峰流速仪数据如何解读

很少出现哮喘症状,活动和睡眠不受限,PEF 占正常预计值(最佳值)80％以上,PEF 日内变异率＜20％。表明病情稳定,可在家继续观察、治疗。

有哮喘症状,有夜间发作、胸闷、喘息、活动受限,PEF 占正常预计值(最佳值)60％～80％, PEF 日内变异率 20％～30％。提示病情波动,需引起警惕。应注意:①若哮喘急性发作,应及时增加吸入药物;②哮喘症状加重,PEF 逐渐下降,提示药物不足或药物耐受,应根据情况增加药量或改换药物种类;③病情不稳定,需要密切观察。

休息时也有哮喘症状,活动受限,PEF＜正常预计值(最佳值)60％, PEF 日内变异率＞30％。提示为危险区,需立即吸入 β_2 受体激动剂,并及早到医院就医。

过敏性哮喘如何诊断

过敏性哮喘的诊断包括与支气管哮喘诊断相关的检查、与诊断过敏相关的检查、与诊断支气管气道炎症性相关的检查三个部分,需要综合这些检查结果进行诊断和综合评估,才能对治疗方案的确定提供帮助。

(1) 过敏性哮喘诊断的第一步是明确哮喘的诊断,诊断标准、诊断技术和步骤与普通哮喘相同。通过特征性的症状和体征可以做出诊断,还需要根据支气管舒张试验、PEF 变异率、激发试验获得呼出气流受限的证据。

(2) 过敏原检查是判断是否为过敏性哮喘及明确过敏原的基本方法。包括体外周血总 IgE、抗原特异性 IgE 和 IgG 等体外实验,以及点刺试验、皮内试验和斑贴试验。

(3) 气道炎症性相关的检查包括诱导痰、呼出气一氧化氮等方法。

过敏原检查体内试验方法有哪些

过敏原检查体内实验包括点刺试验、皮内试验和斑贴试验等。当然,体内试验会受到多种因素的影响,假阳性高。

(1) 点刺试验:是最为方便有效、经济安全的诊断方法。是将少量高纯度过敏原液体滴在前臂伸侧,再用针轻轻刺入皮肤表层。如果患者对致敏原过敏,15 分钟内点刺部位就会出现风团和红斑,其中风团的直径=(最小横径 d+最大横径 D)/2,皮肤指数(SI)=风团直径/组胺直径。

(2) 皮内试验:稀释过(一般浸液为 1∶100 浓度,花粉类多

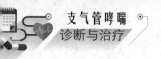

用 1∶1 000～1∶10 000 浓度)的过敏原液体,用皮内针注射到上皮外侧皮肤浅层。敏感性较高,操作简便,不需特殊设备,是目前特异性试验中最常用方法,可用以观察速发反应及延迟反应。

(3)斑贴试验:将试剂贴于皮肤,观察一段时间,根据皮肤对接触的反应判断是否对该物质过敏。用于确定外源性接触性皮炎的致敏物,一般不推荐用于哮喘过敏原检测。

过敏原检查体外试验方法有哪些

过敏原检查体外实验包括过敏原特异性 IgE 检测、总 IgE 检测、过敏原特异性 IgG 检测等方法。

(1)过敏原特异性 IgE 检测(sIgE):适用于严重皮炎不能做皮试患者、皮试假阳性的皮肤划痕症患者、皮肤反应差的老年人及 3 岁以下儿童,有用药影响、哮喘急性发作期和严重未控制的哮喘,以及需要评估过敏严重度和拟行特异性免疫治疗的患者。sIgE 结果阳性提示对该过敏原过敏,但有研究发现,sIgE 和皮肤点刺试验在食物过敏诊断中敏感性很高,但特异性差。

(2)总 IgE 检测:血清总 IgE 升高提示可能存在过敏,但由于受到很多疾病的影响,需要结合临床情况进行综合判断。在进行抗 IgE 治疗时,总 IgE 用于确定奥玛珠单抗的用药剂量。

(3)过敏原特异性 IgG(sIgG)检测:主要用于食物过敏,但目前仍有很大争议,需要密切结合病史酌情判断。

皮肤过敏原试验对哮喘诊断有什么帮助

临床上多数过敏患者的治疗通常只是为了缓解症状,但并没有找到引发过敏的因素,也就是致敏原,因而得不到针对性的预防和治疗,导致病情反复发作、迁延不愈,因此查找引起发病的致敏原非常重要。皮肤变应原试验,是通过直接接触法、点刺法或注射法,让人体接触小剂量高纯度的致敏原,通过观察皮肤的反应情况来判断哮喘患者致敏原,指导哮喘预防或选择特异性脱敏疗法。

哮喘患者的痰液检查有什么意义

哮喘患者主要表现为呼吸困难,伴或不伴有咳嗽、咳痰。有些患者哮喘急性发作时,呼吸道分泌物较多。特别是伴有支气管感染的患者,可以咳出大量脓性痰液。因此痰液检查对于确定哮喘患者病情、诊断及治疗,都有重要意义。

痰涂片检查有助于哮喘的诊断和鉴别诊断。哮喘患者,尤其是过敏性哮喘患者,由于气道高致敏性,支气管黏膜发生过敏反应,痰涂片染色镜检有时会发现较多的嗜酸性粒细胞,也可以见到尖棱结晶、黏液柱和透明的哮喘珠。患者痰液中的特异性变化有助于支气管哮喘的诊断,并有利于与其他疾病相鉴别。

呼吸道感染诱发哮喘急性发作时,痰液检查有助于病原菌的诊断,通过药敏感试验还能提供抗菌药物选择依据。长期应用激素的患者,发生呼吸道感染概率增加;同时合并与慢阻肺、支气管扩张、肺间质病变的哮喘患者,也容易出现肺部感染。在哮喘急性发作时,及时进行痰革兰染色涂片、细菌培养及药敏感试验可明确病原学诊断,监测定植菌群的变化。

哮喘患者血常规检查会有哪些变化

哮喘患者的血常规检查,红细胞计数、白细胞计数和血红蛋白一般在正常范围。如果红细胞计数和血红蛋白升高,要考虑慢性哮喘控制不佳长期缺氧,或同时合并肺气肿或肺心病,对于哮喘病情的严重程度判断具有参考价值。如果白细胞总数增高,中性粒细胞比例也增高,要考虑哮喘患者可能合并呼吸道感染。许多哮喘患者外周血嗜酸性粒细胞比例升高,儿童哮喘更明显,甚至高达20%～30%,提示患者处于致敏状态。因此哮喘患者也需常规检查血常规和嗜酸细胞计数。如果患者属于过敏体质,可行过敏原检测确定产生过敏反应的物质,再进行针对性预防和治疗。

哮喘急性发作期血气分析有什么意义

血气分析是哮喘急性发作时判断病情严重程度的重要检

查,特别是合并低氧血症和高碳酸血症的危重病例,具备重要的治疗指导价值。临床上可将哮喘发作分为四种程度,动脉血气表现各不相同(见表2)。

表2　不同严重程度的哮喘急性发作时动脉血气结果

血气指标	轻　度	中　度	重　度	危重度
pH	正常或偏高	正常或偏高	正常或降低	降低
PaO_2(吸空气)	正常	$\geqslant$60 mmHg	<60 mmHg	<60 mmHg
$PaCO_2$(吸空气)	<45 mmHg	$\leqslant$45 mmHg	>45 mmHg	>45 mmHg
SaO_2	>95%	91%～95%	$\leqslant$90%	$\leqslant$90%

什么是呼出气一氧化氮检测

在气道过敏性炎症过程中,气道上皮细胞会释放出高于正常水平的一氧化氮(NO)。通过检测呼出气中的一氧化氮水平(fractional exhaled hitric oxide, FeNO),评估气道过敏性炎症水平,有助于在缺乏其他客观证据时诊断哮喘。

临床实践中,发现肺功能和PEF检查,结果和受试者努力及配合程度密切相关,结果存在一定的主观性。FeNO作为一项更加客观的检查,为临床提供了一项新的诊断方法,美国胸科协会(ATS)强烈推荐采用FeNO来帮助进行哮喘的评估、管理和长期监测。ATS指南强调FeNO在诊治哮喘中的重要性。在未明确哮喘诊断的情况下,了解呼吸道症状可能的起因,激素等药物的合理使用;因过敏性气道炎症引起的哮喘患者FeNO水平较

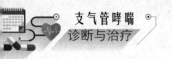
高,激素治疗后降低,其还可作为应用激素诊断性治疗的预测指标之一。

哮喘患者为什么要做呼出气一氧化氮测定

气道及肺部炎症的评估对哮喘与慢阻肺诊治十分重要。FeNO 可以衡量气道过敏性炎症,从而帮助哮喘与慢阻肺的早期识别、严重性评估及治疗监测。

(1) 哮喘诊断:FeNO 用于儿童及成人哮喘诊断的特异性高于 90%。因其测定简单方便,故可用于哮喘筛查。此外,正常及低 FeNO 数值也可用来鉴别诊断哮喘及非哮喘性慢性咳嗽。

(2) 管理:FeNO 变化通常早于症状及肺功能测定的结果。FeNO 监测可以作为哮喘失控或发作的预警器,常用于医院常检与家庭自检对哮喘的管理。

(3) 治疗:FeNO 也是一种激素药物疗效的快速指示剂。FeNO 通常在用药 6 小时或 2 天后就可能明显降低。但如果对药物无依从性或忘记用药,FeNO 将可能很快(3~5 天)回升到治疗前水平,因此可以通过 FeNO 监测气道炎症来调节哮喘药物治疗的剂量。

怎样诊断重症或难治性哮喘

重症或难治性哮喘在全部支气管哮喘中的发病率为 5%~

10%,虽然占比相对较低,但因其具有难治性的特点,往往较其他哮喘类型消耗更多的医疗资源,死亡率更高。其诊断步骤包括明确哮喘诊断、明确是否属于重症哮喘、明确共患疾病和危险因素、区分哮喘的表型四个步骤。只有进行精准诊断和全面评估,才能制订出个性化的治疗和管理方案。

第一步是明确哮喘诊断。这与普通哮喘标准相同,但重症哮喘患者的临床表现更为复杂,缺乏典型的哮喘特征。需要客观的气道可逆性确证试验即高分辨率胸部CT进行鉴别诊断。

第二步是明确是否属于重症哮喘。哮喘控制标准除应按照GINA的标准进行综合、全面地评估外,往往具备症状控制差、频繁发作和严重持续气流受限等特征。包括①症状控制差:哮喘控制问卷(ACQ)持续大于1.5,哮喘控制测试表(ACT)小于20,或符合GINA定义的未控制;②频繁急性发作:前一年需要2次或以上连续使用全身性激素(每次3天以上);③严重急性发作:前一年至少1次住院、进入ICU或需要机械通气;④持续性气流受限:尽管给予了强有力的支气管扩张剂治疗,仍存在持续的气流受限(FEV1<80%预计值,FEV1/FVC<正常值下限);⑤应用高剂量ICS或全身性激素(或其他生物制剂)可以维持控制,但只要减量哮喘就会加重。

第三步是明确共患疾病和危险因素。包括上呼吸道感染、鼻炎-鼻窦炎、社会和心理因素等。危险因素还包括职业暴露、室内刺激物、呼吸道感染、阿司匹林应用等。

第四步是区分哮喘的表型。哮喘的表型是遗传因素与环境因素相互作用的结果,需要临床特征及治疗反应进行识别。

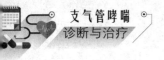
怎样诊断激素抵抗性哮喘

在过去一年中超过 50％的时间，需要用到高剂量吸入糖皮质激素联合长效 β_2 受体激动剂或白三烯受体拮抗剂，或全身激素治疗，才能控制住哮喘，甚至仍然无法控制，就可以诊断为重症哮喘或激素抵抗性哮喘。这类患者尤其需要仔细鉴别阿司匹林过敏综合征、血管炎、变态反应性支气管肺曲霉菌病等继发性哮喘，同时要评估用药方法错误、使用 β 受体阻滞剂、持续接触过敏原等引起疗效不佳的因素。也有一些诊断技术逐渐走向临床，例如 CT 气道形态分析技术、氙 3 磁共振成像技术、呼出气浓缩物、FeNO 抑制试验等方法。

哮喘的鉴别诊断

心源性哮喘和支气管哮喘有什么区别

心源性哮喘多由心脏疾病引起,如左心衰竭、肺水肿等,临床表现除哮喘外还伴有频繁咳嗽、咳泡沫样特别是血沫样痰、心脏扩大、心律失常和心音异常等。急性左心功能不全时出现的喘息症状,易与支气管哮喘混淆,两者鉴别要点可归纳如下。

(1)病史:支气管哮喘既往多有哮喘发作史、个人或家族过敏病史;心源性哮喘则有高血压性心脏病、冠心病、风湿性心脏病或梅毒性心脏病病史。

(2)发病年龄:支气管哮喘多见于青少年;心源性哮喘则多见于中老年。

(3)发病季节:支气管哮喘多好发于春秋季节;心源性哮喘的发病季节性则不明显。

(4)肺部体征:支气管哮喘表现为呼气时间延长、可闻及较广泛的哮鸣音,若有痰则为白色泡沫痰;心源性哮喘在两肺底可闻及较多的湿性啰音,有大量粉红色的泡沫痰。

(5)心脏体征:支气管哮喘无心脏病基础者正常;心源性哮喘者可见左心增大、舒张期奔马律及病理性杂音。

(6)胸部 X 线检查:支气管哮喘肺野清晰或透亮度增高;心

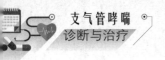

源性哮喘者可见肺瘀血及左心增大表现。

（7）有效治疗药物：支气管哮喘需用 β_2 受体激动剂、氨茶碱等；心源性哮喘则需用洋地黄、吗啡、利尿剂、氨茶碱等。

哮喘与慢支有什么区别

慢性支气管炎简称慢支，其与哮喘均是我国呼吸道的常见病及多发病，临床表现相似，均以咳、痰、喘为特征，反复发作，难以治愈。慢性支气管炎是由于各种理化因素引起气管、支气管黏膜炎性变化，黏液分泌增多，临床表现为咳嗽、咳痰、气急等。早期症状轻微，多在冬季发作，春暖后缓解；晚期炎症加重，症状长年存在，不分季节。疾病若进展可并发肺气肿、肺动脉高压及右心肥大，严重影响患者活动和健康。哮喘是世界公认的医学难题，被世界卫生组织列为四大顽症之一，其是由多种细胞特别是肥大细胞、嗜酸性粒细胞和 T 淋巴细胞参与的慢性气道炎症，临床上可表现为反复发作的喘息、气促、胸闷和（或）咳嗽等症状，多在夜间或凌晨发生，常伴有广泛而多变的呼气流速受限及气道对多种刺激因子反应性增高，可自行缓解或经治疗后缓解。

哮喘与肺气肿有什么区别

哮喘和肺气肿这两种疾病都会有喘不过气来的症状，那么，我们应该要如何区别哮喘病与肺气肿呢?

肺气肿是慢性支气管炎的常见并发症之一,是指终末细支气管远端(包括呼吸性细支气管、肺泡管、肺泡囊和肺泡)的气道弹性减退,过度膨胀导致肺容积增大,多由支气管慢性炎症所致,严重影响通气和气体交换的功能。该病临床主要表现为进行性加重的呼吸困难,晚期可并发呼吸衰竭及心力衰竭等。慢性支气管炎患者吸气时支气管扩张,气体尚能进入肺泡,呼气时支气管缩小、塌陷,肺内气体不容易排出,肺泡内残留的气量增高,弹性减退,因而形成阻塞性肺气肿,随着病情加重,肺泡内压力不断增高,压迫肺泡壁周围的毛细血管,致使管腔狭窄或闭塞,肺循环阻力增大而发生肺动脉高压,最终发展为以右心室肥厚扩张及右心衰竭为特征的肺心病。

支气管哮喘不像慢性支气管炎那样容易发展成肺气肿或肺心病,若哮喘发作很频繁或呈哮喘持续状态,尤其是合并慢性支气管炎后,发生肺气肿进而发展成肺心病的可能性就较大。支气管哮喘发作期由于支气管痉挛、黏膜水肿及分泌物增多,导致气道阻塞,当吸气时膈肌强烈收缩,肋间外肌上提,胸腔负压增大,肺脏膨胀,整个胸廓会成为气肿状态。在哮喘缓解期,可能并不出现肺气肿临床表现,但如哮喘经常发作,支气管黏膜反复充血水肿,呼吸道的狭窄将成为恒久性。

哮喘与慢性阻塞性肺疾病有什么区别 ⊃━━

支气管哮喘(哮喘)与慢性阻塞性肺疾病(chronic

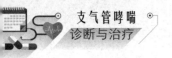

obstructive pulmonary disease, COPD)两者的关系一直是国内外呼吸界研究与讨论的课题。作为两种不同的呼吸疾病,他们有着共同的功能障碍——气流受限。哮喘的特点在于气流受限具有可逆性,而 COPD 的特点是气流受限仅部分可逆,甚至完全不可逆。COPD 常有慢性咳嗽、咳痰及呼吸困难表现,哮喘是以不同程度的可逆性气流受限为特征的疾病,通常伴有气道高反应,临床上表现为反复发作的喘息、气急、胸闷和咳嗽。哮喘患者气道黏膜有嗜酸性粒细胞、肥大细胞和 T 淋巴细胞的浸润,管腔内嗜酸性粒细胞增多。父母吸烟,尤其是在孕期和婴儿出生几个月内是发生变应性哮喘的危险因素。已患哮喘的患儿,其父母吸烟是疾病不稳定的危险因素。吸烟的哮喘患者肺功能下降更快,吸烟频繁的哮喘患者比不吸烟者更易出现肺气肿。

气道高反应性(AHR)是哮喘的重要易患因素,有 AHR 者更易受环境刺激而增加患阻塞性气道疾病的危险性。孕期烟草暴露是哮喘的明确危险因素,而主动吸烟是发生 COPD 的重要危险因素。AHR 和吸烟的相互作用导致肺功能下降更显著。部分患者急性加重时常同时伴发病毒性呼吸道感染。呼吸道病毒可引起淋巴细胞和嗜酸性粒细胞浸润支气管黏膜,在哮喘患者细胞浸润更为持久;变应原、致敏物质和药物同样可引起哮喘急性加剧。COPD 急性加重最常见的病因是细菌和病毒感染,还有部分患者急性加重的原因不明,除了空气污染,某些疾病与COPD 关系更为密切,如肺动脉高压、心力衰竭、大量黏液栓所致气道堵塞、气胸、呼吸肌疲劳及血栓形成等。

哮喘与肺癌如何鉴别

　　大家一般都是谈癌色变，一看到标题就会想到，难道支气管哮喘和肺癌(中央型肺癌)的表现很像？那如果诊断错了，后果岂不是很严重？对于癌症不能小觑，同样，对于支气管哮喘，我们也应该重视起来，下面我们来了解一下哮喘与支气管肺癌的区别。

　　原发性支气管肺癌简称肺癌，是肿瘤细胞侵犯支气管黏膜或腺体引起的。是当前世界各地极常见的恶性肿瘤之一，严重威胁人类健康和生命。肿瘤发生于主支气管至段支气管部位时称为中央型肺癌，肿瘤刺激或压迫支气管导致患者出现刺激性干咳、痰中带血、局限性喘鸣等症状。随着肿瘤的发展，支气管堵塞狭窄明显，患者可出现喘鸣或类似哮喘样呼吸困难，肺部可闻及哮鸣音，容易与哮喘相混淆，若此时患者自行使用止咳平喘药物，就会掩盖疾病的本来面目，失去了早期诊断和治疗的机会。

　　中央型肺癌患者呼吸困难及哮鸣音无明显诱因即可发生，并呈进行性加重，平喘药物治疗无效，可同时出现体重下降、发热等全身表现，肿瘤的局部扩展还可引起胸痛、呼吸困难、吞咽困难、声音嘶哑、头痛眩晕等体征，患者痰中可找到脱落的癌细胞，胸部 X 线摄片、CT、MRI 或纤维支气管镜、局部或组织病理检查可以明确诊断。

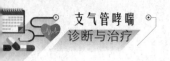

哮喘与肺结核有什么区别

肺结核的症状不是很明显,常常被误诊为其他的疾病。但是错误的诊断会造成严重后果,下面我们就来看一下有关肺结核与支气管哮喘的区别。

肺结核患者多有结核接触史,机体抵抗力差;而哮喘患者多数有过敏原接触史,发作前有鼻、眼睑痒,喷嚏、流涕或干咳等过敏先兆。

肺结核有慢性发作过程,发病后出现乏力、食欲减退、盗汗、咯血等症状,查体则出现患侧呼吸运动减弱,叩诊呈浊音,听诊时呼吸音低,肺部损害呈进行性加重;支气管哮喘呈发作性,间歇期正常,发作时胸廓胀满,呼气性呼吸困难,两肺广泛哮鸣音,叩诊呈普遍性过清音。

试验性治疗也可帮助鉴别。支气管哮喘用支气管解痉扩张药有效;而肺结核用利福平、异烟肼等抗结核药物有特效。但在鉴别不清楚时,最好先观察,不要急于用药。

实验室及辅助检查可明确诊断。肺结核患者的痰液中可查找到结核杆菌,结核菌素试验也有重要的诊断意义,胸部 X 线检查可发现纤维钙化的硬结病灶、浸润病灶、干酪性病灶和空洞。病灶好发于肺的上部,单侧或双侧,存在时间较长,常有多种性质不同的病灶混合存在和肺内播散迹象;而支气管哮喘肺内没有这些阳性发现。

哮喘与支气管扩张有什么区别

哮喘和支气管扩张发作时有很多相似的症状,有时都有喘息、气急、呼吸困难等症状发生,因此必须对两者进行鉴别,主要从下列几个方面来区别支气管扩张和哮喘。

(1) 病史:支气管扩张患者有慢性咳嗽、大量脓痰、反复咯血和同一肺部反复感染的病史,咳痰以晨起、就寝前为著,日咳痰量可达 100～400 ml,急性发作多由感冒着凉诱发,咳嗽明显,痰多,可呈黄脓痰或有臭味,可同时出现喘息、气急、呼吸困难症状;哮喘发作前患者可感胸闷,而后出现气急、咳嗽、呼气性呼吸困难,痰液以白色泡沫痰为主,黏稠不易咳出,多由接触花粉、尘螨等变应原,吸入冷空气、感染、运动或情绪波动等诱发。

(2) 体征:支气管扩张患者肺部听诊有固定的、持久不变的湿啰音,部分患者可有杵状指(趾)。哮喘急性发作期患者肺部听诊有广泛的、呼气相为主的哮鸣音,部分患者可有桶状胸表现。

(3) 实验室及影像学检查:早期支气管扩张患者胸部 X 线片或 CT 检查不易发现病变,需通过高分辨率 CT 明确检查。哮喘发作期患者做胸部 X 线检查可发现肺过度膨胀,痰液的细胞学检查可发现嗜酸性粒细胞,血清学总 IgE 和特异性 IgE 均升高。

根据上面检查我们就不难区别哮喘和支气管扩张发作了。

哮喘与气胸有什么区别

气胸就是我们通常所说的"肺破了",多发生在剧烈运动后,此类患者多数有先天性肺部发育不良。气胸与哮喘有着本质上的区别,气胸的主要症状是呼吸困难,用力呼吸时胸部会疼痛;而哮喘则不会有胸部疼痛,主要是胸闷较严重,特别是对刺激性的气味比较敏感。气胸患者如果不及时住院治疗会有生命危险,因为肺部的破口长时间不修复的话,可引起严重的血流动力学障碍,甚至死亡。

气胸的高发人群一般集中在 18~22 岁,特别是瘦长体型的人更容易患病,与人体的生长发育有直接关系。专家提醒,千万不要把气胸当成哮喘,身体有什么不适最好及时去医院就诊检查。

哮喘与肺心病有什么区别

肺心病是由于慢性呼吸道疾病引起的肺血管压力升高,心脏负荷明显加重而引起的一系列临床改变,典型表现会有杵状指、口唇发紫、下肢浮肿等症状,心电图可呈现肺型 P 波。那么,肺心病与哮喘有什么区别呢?

急性肺源性心脏病,简称急性肺心病,是指来自静脉系统或右心的栓子进入肺静脉系统,引起肺动脉主干或其分支的广泛栓塞,从而导致肺循环阻力明显升高,肺动脉压力升高,超越右心代偿范围,最终引起急性右心衰竭,临床上肺血栓栓塞症最易引起急性肺心病。急性肺源性心脏病起病急,病情危重,甚至引起猝死,临床表现为严重呼吸困难、剧烈咳嗽及咯血等,因此需要引起我们足够的重视,避免耽误病情,丧失最佳治疗时机。

对于由肺栓塞引起的急性肺心病患者,应详细询问病史,包括有无慢性基础疾病及形成静脉血栓的危险因素存在,如骨折、长期卧床、手术后、分娩、肥胖、下肢深静脉炎等。急性肺心病患者体检可发现颈静脉怒张、肝大及压痛,心脏听诊可发现心界扩大、肺动脉瓣膜区第二心音亢进、三尖瓣膜区收缩期杂音及奔马律;心电图可表现为电轴右偏、顺钟向转位和右束支传导阻滞,出现特异性 SIQ Ⅲ T Ⅲ 改变(I 导联 S 波加深、Ⅲ 导联出现 Q 波及 T 波倒置);动脉血气分析可表现为动脉二氧化碳分压降低或肺泡—动脉血氧分压差升高;血浆 D-二聚体对急性肺栓塞有较大的排除诊断价值,若其含量低于 500 $\mu g/L$,可基本排除急性肺栓塞可能;胸部增强 CT 是诊断肺栓塞的主要手段,若增强 CT 上发现肺动脉有充盈缺损的表现即可诊断为肺栓塞;超声心动图检查可发现新近发生的肺动脉高压和右室负荷增加表现。而对于哮喘患者,既往多有类似症状的反复发作史,发病前多与接触变应原、过度劳累、上呼吸道感染及情绪激动等诱因有关。急性肺心病的患者病情后期可出现胸痛、咯血等临床表现,而哮喘急性发作的患者少见或几乎没有出现咯血。

嗜酸性粒细胞增多症与支气管哮喘有什么区别

　　肺嗜酸性粒细胞增多症包括热带嗜酸性粒细胞增多症、哮喘型嗜酸性粒细胞增多症和过敏性肺炎。

　　(1)哮喘型嗜酸性粒细胞增多症,以反复哮喘发作为特征,临床表现与内源性哮喘相似,咳嗽常更突出,有些患者可咳出小痰栓和支气管管型,内含大量嗜酸性粒细胞和(或)真菌菌丝,咳出上述痰栓后喘息症状可好转。少数患者发病前可有荨麻疹、紫癜、多发性关节炎等表现,血中嗜酸性粒细胞中度增高,血 IgE 和痰中嗜酸性粒细胞明显增高。

　　(2)热带嗜酸粒细胞增多症,多发于东南亚和我国南部,男多于女,好发年龄 20～40 岁,常见症状为剧烈咳嗽,阵咳之后伴有不同程度的气急和哮喘样发作,常伴有乏力、厌食、发热等表现。本病的发生与丝虫感染和过敏有密切关系,微丝蚴补体结合试验阳性、血中嗜酸性粒细胞极度升高,并伴肺部为主的脏器浸润为其特征,可与哮喘鉴别。

　　(3)过敏性肺炎多与职业接触有关,无过敏体质,吸入过敏原后数小时发病,主要为发热、咳嗽及哮喘样呼吸困难,双肺可闻及湿啰音和哮鸣音;实验室检查见外周血中嗜酸性粒细胞升高,IgE 多不高,胸部 X 线多表现为多发性浅淡斑片影;变化快,可自行消失,但易复发,部位不固定。

哮喘的治疗

哮喘是否能够治愈

这是很多哮喘患者最关心的问题。由于哮喘反复发作给患者造成很大的痛苦，有些患者就希望能寻找到一种能治愈哮喘的秘方或是偏方。其实这样的秘方和偏方是不存在的，有些患者不惜花重金去买秘方、偏方，甚至假药。虽然这些号称可以根治哮喘的药物可能会有一定的短期效果，但其所含的激素量往往比较大，长期服用会导致肥胖、骨质疏松、糖尿病、抵抗力下降，副作用比较大，而且会出现对药物的依赖，一旦停药就出现气喘等症状的加重。支气管哮喘久治不愈的一个重要原因是没有得到及时规范的治疗。因此哮喘病患者首先要有信心，相信通过治疗可以得到有效控制。同时，患者也要了解自己的病情，与医生及时沟通，并走正规的医疗途径。

由于哮喘发病原因复杂，发病机制尚未明确，所以目前尚无根治办法。哮喘患者多数得病后病情迁延不愈，反复发作，造成精神和肉体上的很大痛苦，有些病情较重的患者，因此而产生了悲观失望以至放任的态度，持这种错误观点的患者并不在少数。其实哮喘虽然无法治愈，但是能够预防，坚持正规的预防和治疗

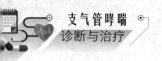

是控制哮喘的关键。哮喘和糖尿病、高血压一样,需要终身管理。哮喘患者一定要树立战胜疾病的信心,做好长期战斗的准备,学会自我管理,和医生并肩作战,制订一个适合自己的长期管理方案,进行个性化和规范治疗。只要经过规范的治疗,哮喘患者完全可以拥有和普通人一样生活、学习和工作充满活力的人生。

治疗哮喘的药物有哪几类

哮喘难以彻底治愈,并危及生命,但可使用药物有效治疗控制。根据作用机制,治疗哮喘的常见药物可以分为下列几类。

(1) 支气管舒张剂:拟肾上腺素能药物(选择性 β_2 受体激动剂)、抗胆碱能药物、黄嘌呤类药物(氨茶碱、喘定)。

(2) 抗炎药:糖皮质激素、白三烯调节剂(孟鲁司特)。

(3) 抗过敏平喘类:酮替酚、组胺 H_1 受体拮抗剂(氯雷他定)、色甘酸钠等。

根据药物在治疗中的作用,治疗哮喘的药物也可以分为控制药物和缓解药物两大类。控制药物是指需要长期使用,通过抑制气道炎症,预防急性发作的药物,即治本类药物。缓解药物是一类迅速起效的解痉平喘药物,这类药物是根据症状按需要使用,主要用于哮喘急性发作时。具体见表3所示。

表3　支气管哮喘治疗药物推荐

分　　期	药物种类	用药指征	推荐药物	备选药物
非急性发作期	平喘药	预防哮喘发作	布地奈德(DPI[①]、MDI[②])、氟替卡松(MDI)、倍氯米松(MDI)、布地奈德/福莫特罗(DPI)、倍氯米松/福莫特罗(MDI)、沙美特罗/氟替卡松(DPI)、孟鲁司特钠(颗粒剂、咀嚼片、片剂)	噻托溴铵(DPI)、茶碱缓释片
急性发作期	平喘药	缓解哮喘症状	沙丁胺醇(MDI、雾化溶液)、特布他林(MDI、雾化溶液)、沙丁胺醇/异丙托溴铵(MDI、雾化溶液)、布地奈德(雾化吸入混悬液)、倍氯米松(雾化吸入混悬液)、氟替卡松(雾化吸入混悬液)	异丙托溴铵(MDI、雾化溶液)、泼尼松、甲泼尼龙、氨茶碱、多索茶碱

注:① DPI 干粉吸入器;② MDI 定量雾化吸入器。

如何使用缓解哮喘的药物

　　如表3所示,哮喘的缓解药物包括:速效吸入和口服 β₂ 受体激动剂、茶碱类、全身糖皮质激素、抗胆碱能药物等。

　　β_2 受体激动剂主要通过兴奋气道 β_2 肾上腺素能受体,舒张气道平滑肌,从而解除气道痉挛。此外,这类药物通过稳定肥大细胞膜、抑制胆碱能神经介质的传递、增加气道黏液纤毛系统功能、改善心功能等作用,缓解哮喘的急性发作。由于其作用广泛,部分患者会出现手抖、心慌、恶心、头痛等副作用,长期使用还会导致药物成瘾及受体功能下调(药物失效),心功能障碍,增

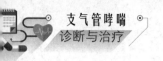

加病死率。因此不能因为这类药物能够迅速缓解患者的症状而长期不加控制地滥用。β₂ 受体激动剂有吸入制剂和口服制剂两种，一般情况下医生都主张使用吸入型，常用的药物有沙丁胺醇、特布他林等。

茶碱类药物主要通过抑制磷酸二酯酶使细胞内环磷腺苷含量增高，松弛气道平滑肌，从而发挥解痉平喘的作用。目前对这类药物的评价不一，但一般主张作为哮喘综合治疗中的一部分，而不主张单独使用。常用的药物包括喘定、氨茶碱、多索茶碱、茶碱缓释片等。

全身糖皮质激素和抗胆碱能药物的作用机理和使用方法详见相关内容。

如何使用控制哮喘的药物

如表 3 所示，哮喘的控制药物包括：吸入型和全身性糖皮质激素、长效吸入型和口服型 β₂ 受体激动剂、白三烯调节剂、缓释或控释茶碱和抗过敏药等。

吸入型糖皮质激素几乎适合所有哮喘患者，是目前推荐长期抗感染治疗的最常用方法，也是最基本最有效的控制药物。它需要至少两周才会逐渐看到效果，而且必须长期坚持使用才能达到控制炎症、预防发作的作用。有些患者将其当作缓解药物使用，在发作时才用，效果当然很差；还有些患者在使用几次后没有看到效果，就认为对自己没用，自行停药。实际上，哮喘患者气道炎症的控制需要很长一段时间，几乎所有的控制药物都要在长期、规则应用一段时间后才能见到疗效。全身糖皮质激素，即口服制剂和静脉用针剂副作用较大，一般不作为长期使用的常规药物，仅仅极少数十分严重的难治性哮喘患者，才会每天使用中小剂量的口服糖皮质激素。

长效 β_2 受体激动剂兼有控制和缓解功能，但大多数情况下被应用于控制疾病。这类药物在和糖皮质激素联合应用时能够发挥协同作用，在更好地控制哮喘炎症的同时，还能够改善患者的症状，特别是夜间症状。需要注意的是，长效 β_2 受体激动剂单独使用对哮喘炎症的控制效果差，必须是在吸入糖皮质激素疗效不佳的基础上联合应用，才能发挥缓解症状和控制炎症的效果。常用药物包括沙美特罗、福莫特罗、茚达特罗、维兰特罗等。

白三烯受体调节剂主要通过抑制哮喘发病过程中的白三烯炎症介质而发挥作用，特别是对于过敏性炎症的患者疗效确切，同时具有舒张支气管平滑肌的作用。这类药物也需要使用4～5天后才会逐渐显效，常用药物主要有口服孟鲁司特片剂、咀嚼片和冲剂。

缓释或控释茶碱是一类临床使用时间很长的药物。但随着对哮喘发病机制研究的逐渐深入，人们认识到哮喘的本质是一种慢性气道炎症，控制炎症是哮喘治疗的核心问题。而茶碱类药物的抗炎作用很弱，控制炎症的范围也较小，增大剂量则容易出现心脏毒性。因此，这类药物应该作为中重度哮喘的合并用药选择。常用药物有氨茶碱、茶碱缓释片、茶碱缓释胶囊等。

抗过敏药物主要作用于组胺这类过敏性物质的阻断剂和拮

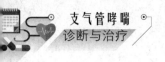
抗剂,但仅有部分过敏性哮喘患者气道慢性炎症中存在组胺增多,使得这类药物的应用受到一定的限制。不过对于同时合并有过敏性鼻炎、过敏性皮炎的哮喘患者,抗过敏药物的应用有助于哮喘的控制。常用药物有酮替酚、开瑞坦、西替利嗪等。

哮喘治疗是否每个患者都一样

每个患者的哮喘病因可能并不相同,因此医生选择的药物也要有所侧重,甚至同一个药物在不同患者所用的剂量、次数、时间都可能不一样。虽然我们有经典的全球哮喘指南(GINA)作为参考,但指南也是通过不断的临床实践和研究才总结出来的,而且指南本身也是在不断更新和完善中,因此好的临床医生不应该固守指南,而应该懂得灵活地使用指南,结合患者自身的特点制订最佳的治疗方案。同时,患者自己也应该认真总结每次哮喘急性发作的原因,记录药物治疗的效果和副作用,配合医生制订出针对自己的个性化治疗方案。所以哮喘的治疗在坚持长期化、规范化的同时,还应该提倡个性化。

哮喘急性发作时应该怎样治疗

反复急性发作是哮喘的特点,轻者可自行缓解,重者可能会危及生命。因此,哮喘患者首先要知晓急性发作的严重程度是如何区分的,什么情况下必须立即就医。临床上一般根据临床症状、体征和实验室检查结果将哮喘急性发作分为轻度、中度、重度和危重四个级别。如表1所示,根据不同的严重程度选择治疗措施。

(1) 轻度发作:可在家中或社区治疗,反复多次吸入速效 β_2 受体激动剂一般能够缓解病情。

(2) 部分中度和所有重度急性发作:应到急诊室或医院治疗。医生除了给患者吸氧外,还会重复使用速效 β_2 受体激动剂;有时候也会同时使用 β_2 受体激动剂和抗胆碱能制剂(如异丙托溴铵),必要时也会考虑使用糖皮质激素。

(3) 重度和危重哮喘急性发作:如果上述药物治疗效果不好,病情没有改善甚至继续恶化,就应该考虑呼吸机支持治疗,而且吸入治疗、全身用糖皮质激素、茶碱等药物也要同时使用。另外哮喘急性发作时,会从呼吸道丢失很多水分,需要补充足够量的液体。有些患者平时会服用激素或者含有激素成分的中药胶囊或粉剂,在就诊时一定要记得将使用这些药物的剂量和时间告诉医生。

什么情形必须去医院治疗

哮喘是一种反复发作的慢性疾病,每次发作的轻重程度可能并不相同,轻度发作有时能够自行缓解或者吸入短效 β_2 受体激动剂后缓解,严重发作时甚至会危及生命。因此,哮喘患者要

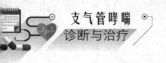

学会判断病情的严重程度,知道什么时候需要立即到医院就诊。一般来说,哮喘患者出现下列情况需要及时就医。

(1)中度和重度急性发作:如前所述,稍事活动就出现胸闷气喘、坐位呼吸、讲话需要中断、情绪焦虑烦躁、多汗,提示中度发作。休息时有气喘,不能平躺,讲话时只能发出只言片语,焦虑烦躁,大汗淋漓,甚至出现口唇皮肤青紫,峰速仪最大呼气峰流速度仅达到正常预计值的70%以下,提示重度发作。

(2)哮喘急性发作进行性加重:对于轻度发作的患者,如果在家使用短效 β_2 受体激动剂多次,症状在1小时内没有缓解,或用药后3小时,症状再次发作并呈现加重趋势,说明病情可能会进一步恶化,应该立即送医院就诊。

哮喘急性发作期的治疗目标是什么

反复的急性发作是哮喘的临床特征。急性发作期的治疗目标包括:①尽快缓解气道阻塞,纠正低氧血症,维持合适的通气量,恢复肺功能,达到完全缓解,防治并发症;②预防进一步恶化或再次发作;③制订系统长期的治疗方案,争取达到长期稳定。

哮喘急性发作时患者会出现咳嗽、气喘等症状,影响生活和工作,严重发作时甚至会危及生命。因此,急性发作期治疗的目标首先是尽快控制症状,恢复呼吸功能。对于轻症患者,大多数能够通过吸入短效的支气管舒张剂控制症状;中重度发作的患者,在家中使用短效支气管舒张剂临时缓解症状的同时,还是建议及时到医院就诊。医生将根据病情用药尽快解除支气管痉挛和气道阻塞,纠正缺氧和通气障碍,使患者肺功能能够恢复到发作前水平。由于哮喘和高血压、糖尿病一样,需要长期治疗,因此哮喘急性发作的症状得到控制后,需要逐渐过渡到缓解期治疗,以避免病情进一步恶化或再次发作。此时需要初步制订出一个长期的系统性的治疗方案,争取今后能够不再急性发作,达到哮喘控制长期稳定的目标。

哮喘缓解期应该怎样治疗

　　缓解期的哮喘患者,需要进行长期规范化治疗。医生一般会根据患者的病情严重程度、控制水平来选择适当的治疗方案。目前强调的是一种分级治疗的方法(见图4),该方法将哮喘治疗级别分为1~5级。对以前从来没有经过规范治疗的哮喘患者,一般选择从第2级开始,第2级的治疗内容包括:进行哮喘知识的学习,并注意尽可能地避免接触周围环境中的过敏原;身边常备万托林等短效 β_2 受体激动药,需要时可自己吸入治疗;选择低剂量的糖皮质激素吸入治疗或者应用白三烯调节剂治疗。如果症状明显,就要从第3级开始治疗。

　　升级治疗:如果使用当前治疗方案不能使哮喘得到控制,并排除和纠正影响哮喘控制的因素(如吸入方法不正确、依从性差、持续暴露于触发因素、存在合并症、诊断错误等)后,治疗方案应该升级直至达到哮喘控制为止。升级治疗方式主要见下。

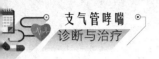

（1）升级维持治疗适用于当前治疗级别不能取得控制,且排除了上述影响哮喘控制因素的患者,应考虑高一级治疗方案当中的推荐选择方案,2～3个月后进行评估;如疗效不佳,可考虑其他推荐方案。

（2）短程加强治疗适用于部分哮喘患者出现短期症状加重,如发生病毒性上呼吸道感染或季节性变应原暴露时,可选用增加维持用药剂量1～2周的方法。

（3）日常调整治疗在布地奈德-福莫特罗或丙酸倍氯米松-福莫特罗每日维持用药的基础上,根据患者哮喘症状出现情况按需增加使用次数作为缓解治疗。

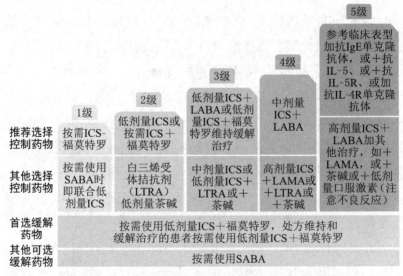

图4　2020版哮喘患者长期(阶梯式)治疗方案

注:ICS为吸入型糖皮质激素;SABA为短效β₂受体激动剂;LTRA为白三烯受体拮抗剂;LABA为长效β₂受体激动剂;LAMA为长效抗胆碱能药物。

降级治疗:当哮喘症状达良好控制且肺功能稳定至少3个月后,治疗方案可考虑降级,具体治疗原则参考图5。但是药物减量最好不要在患者好发的季节或冬天进行。选择合适时机才能进行降级治疗,避开呼吸道感染、妊娠、旅游等。每一次降级治疗都应视为一次试验,使患者参与到治疗中,记录哮喘状态(症状控制、肺功能、危险因素),书写哮喘行动计划,密切观察症状控制情况、PEF变化,并定期随访。通常每3个月减少吸入型糖皮质激素(ICS)剂量25%~50%是安全可行的。争取能够使用最小的剂量或者最低的水平,维持最佳的哮喘控制状态。

症状控制且肺功能稳定
哮喘症状控制且肺功能稳定3个月以上,可考虑降级治疗

降级治疗应选择适当时机
需避开患者呼吸道感染、妊娠、旅行期等

每3个月减少ICS剂量25%~50%
每3个月减少ICS剂量25%~50%通常是安全可行的

每一次降级治疗都应视为一次试验
降级治疗有可能失败,需要密切观察症状控制情况、PEF变化、危险因素等,并按期随访,根据症状控制及急性发作的频率进行评估,并告知患者一旦症状恶化,需恢复到原来的治疗方案

目前的降级治疗推荐意见尚缺乏循证医学依据

图5 2020版哮喘患者降级治疗原则

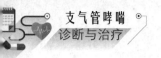

哮喘缓解期长期治疗的目标是什么

哮喘治疗的最终目标是消除气道慢性炎症和气道高反应性，没有哮喘的急性发作和哮喘的日夜间症状，能够和普通人一样的生活。

GINA（《全球哮喘防治创议》）规定了哮喘的长期治疗目标，具体如下。

（1）达到并维持症状的控制：症状的控制对患者来讲其实就是没有症状。GINA 将患者的控制水平分为控制、部分控制和未控制三个层面，观察指标包括：白天症状、活动受限、夜间症状、或被憋醒、使用急救药物的频率、肺功能等，例如白天症状少于两次、活动不受限制、夜间没有症状、每周使用急救药物的频率在两次以下，肺功能正常，则属于控制状态。患者也可以通过 ACT 评分（哮喘控制评分问卷）进行评估，该问卷通过回答简单的问题让患者打分，从而了解是否达到哮喘的控制状态。

（2）预防哮喘发作：哮喘患者的死亡和肺功能的损害都和哮喘的反复发作密切相关，严重发作时甚至可能来不及到医院就诊就已经死亡。因此，哮喘患者应该充分认识到急性发作的危害，并认真总结每次急性发作的诱发因素，在避开这些诱发因素、进行规范化治疗的同时，还要做好相关的防范措施，例如随身备用万托林等速效支气管扩张剂。

（3）尽可能维持正常肺功能，防止发展至不可逆的气流阻塞：肺功能是反映患者哮喘控制水平和严重程度的客观指标。

患者除了定期到医院检查外,也可以通过峰流速仪自己监测。对于病程较短的患者,气流阻塞能够完全恢复正常水平;但病程很长的患者,可能已经出现气道结构不可能逆转的破坏和重塑,肺功能很难达到正常水平,对于这些患者,只能尽可能维持肺功能在最佳水平。哮喘的治疗提倡早期开始,就是为了阻止患者出现不可逆性的气流阻塞。

(4)维持正常活动水平,包括体育锻炼:只要坚持长期规范化的治疗,定期监测病情变化,哮喘患者完全可以和普通人一样生活、学习和工作,包括体育锻炼。

(5)避免因治疗哮喘而引发的副作用:几乎所有的药物都有一定的副作用,特别是慢性病的长期用药。哮喘治疗中最重要的糖皮质激素也存在很多副作用,如果长期口服或静脉用激素,将不可避免地出现血糖升高、骨质疏松、脂肪代谢障碍、低钾血症等副作用。因此,GINA 推荐哮喘的治疗以吸入药物为主,这样就能在保证疗效的同时,减少全身用药的副作用。

(6)预防因哮喘致死:全世界每年死于哮喘的大约有 25 万人,著名歌星邓丽君就是死于哮喘急性发作。世界各地的呼吸及哮喘专家、医务人员正在努力艰苦地工作,目的就是要减少哮喘患者的致死率和致残率。我们相信,通过规范化的治疗完全能够避免这种结果。

怎样判断哮喘是否成功控制

通过医院正规的治疗后,如何知道治疗对自己是否有效呢?

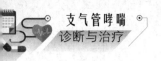
如表4所示,哮喘的控制水平分为控制、部分控制和未控制三个
水平。哮喘成功控制的标准主要包括:白天活动不受限,没有夜
间症状,白天症状和使用急救药物的频率不超过每周2次,肺功
能正常或接近正常。

表4　哮喘控制水平

特　　点	控制 (符合所有项目)	部分控制 (符合任何一项)	未控制
白天症状	无(≤2次/周)	>2次/周	≥3种部分 控制项目
活动受限	无	任意	
夜间症状/憋醒	无	任意	
使用缓解药或急救药	无(≤2次/周)	>2次/周	
肺功能(PEF或FEV1)	正常	<80%预计值	

　　患者也可以通过哮喘控制测试(ACT评分)来判断控制情
况。ACT评分(表5)通过回忆过去4周内有关自身哮喘病症的
相关情况,回答五个问题,选择每个问题的得分(选项中的
ABCDE分别对应1分、2分、3分、4分、5分),将分数相加,计算
出哮喘控制测试的总得分(总分为25分)。将总分记录下来与说
明对照,就可获得哮喘控制情况的准确评估结果。哮喘控制测
试(ACT评分)是在治疗过程中监测和评估哮喘病情的有效工
具,如同患者的哮喘日记,每月测试一次,对于针对康复情况调
整治疗方案和巩固疗效非常有益。

表5 ACT评分

1. 过去4周内,在工作、学习或家中,有多少时候哮喘妨碍您进行日常活动?
①所有时间 ②大多数时候 ③有些时候 ④很少时候 ⑤没有

2. 在过去4周内,您有多少次呼吸困难?
①每天不止1次 ②一天1次 ③每周3~6次 ④每周1~2次 ⑤完全没有

3. 在过去4周内,因为哮喘症状(喘息、咳嗽、呼吸困难、胸闷或疼痛),您有多少次在夜间醒来或早上比平时早醒?
①每周4晚或更多 ②每周2至3晚 ③每周1次 ④1至2次 ⑤没有

4. 在过去4周内,您有多少次使用急救药物治疗(如沙丁胺醇)?
①每天3次以上 ②每天1~2次 ③每周2~3次 ④每周1次或更少 ⑤没有

5. 您如何评估过去4周内您的哮喘控制情况?
①没有控制 ②控制很差 ③有所控制 ④控制很好 ⑤完全控制

总分

得分:25分

祝贺您! 在过去4周内,您的哮喘已得到完全控制。您没有哮喘症状,您的生活也不受哮喘所限制。如果有变化,请联系您的医生

得分:20~24分

接近目标。在过去4周内,您的哮喘已得到良好控制,但还没有完全控制。您的医生也许可以帮助您得到完全控制

得分:低于20分

未达到目标。在过去4周内,您的哮喘可能没有得到控制。您的医生可以帮您制订一个哮喘管理计划,帮助您改善哮喘控制

哮喘治疗为什么强调越早越好

哮喘与慢性阻塞性肺疾病不同,它是一种可逆性气流阻塞性疾病。也就是说,急性发作时会出现支气管痉挛,经过治疗或自行缓解后,这种痉挛能够解除,气流阻塞也能够完全恢复正常。然而COPD的气流阻塞只有部分可逆,病情缓解后气流阻

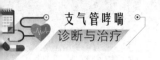

塞亦不能完全缓解。哮喘缓解期，患者可以没有任何症状，这就出现了"哮喘反正不能断根，治不治都一样"的错误观点。其实，哮喘反复发作会引起气道结构的破坏和重构，久而久之就会出现不可逆的气流阻塞，损害肺功能，逐渐发展为 COPD、肺心病和呼吸衰竭。因此，我们强调哮喘必须早期干预治疗，也就是说，一旦诊断哮喘就应该马上开始长期规范化的治疗，这样就能够最大限度地避免和延缓不可逆性气流阻塞的出现。有些儿童哮喘患者到青春期以后就不再发作了，有人就认为儿童哮喘可以不用治疗。但实际上儿童时期哮喘发作次数越多，成年后再次出现哮喘的可能性就越大，因此儿童哮喘也应该及早治疗。

由此可见，哮喘治疗与否、是否早期治疗，最终的结局完全不一样。

为什么糖皮质激素是哮喘治疗中最重要的药物

哮喘是一种由多种细胞和细胞因子参与的气道慢性炎症性疾病。从这个定义可知，哮喘是一种炎症，而糖皮质激素是目前所知最有效的抗炎药物，因此糖皮质激素成为哮喘治疗中最重要的药物也就不足为奇了。糖皮质激素除了作为控制药物长期应用外，还可以作为哮喘急性发作时的缓解药物，也是抢救危重哮喘患者的关键药物。糖皮质激素的主要作用机制如下。

（1）干扰花生四烯酸代谢，减少白三烯和前列腺素合成。

（2）稳定溶酶体膜，减少炎症介质的释放。

（3）使血管对儿茶酚胺更加敏感，减少微血管的渗漏。

（4）抑制肥大细胞脱颗粒释放组胺和白三烯等介质，减轻过敏反应。

（5）增加细胞膜上 β_2 受体的合成。

哪些哮喘患者可以不用糖皮质激素治疗

糖皮质激素是治疗哮喘最有效也是最重要的药物，这就决定了绝大多数的哮喘患者都需要使用糖皮质激素治疗。GINA推荐要根据哮喘病情的控制情况进行分阶梯治疗，其中第 1 级可以在需要时使用短效 β_2 受体激动剂，第 2 级可以单用白三烯调节剂，而第 3 级到第 5 级都需要激素治疗。可见，除了轻度间歇性哮喘外，其余患者都需要吸入糖皮质激素治疗。哮喘病情控制良好的患者，可以逐渐降级，直到不再使用糖皮质激素。

全身糖皮质激素有哪些种类

作用全身的糖皮质激素有口服片剂和静脉用针剂。目前哮喘治疗主张使用吸入糖皮质激素，全身糖皮质激素用在急性发作时。根据糖皮质激素作用时间的长短，也可以分为短效、中效

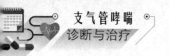
和长效三类,短效为 8～12 小时,中效为 18～36 小时,长效为
36～54 小时。短效糖皮质激素(可的松、氢化可的松)作用时间
短,水钠潴留作用强,不能长期使用。需要注意的是,临床上治
疗危重哮喘时用的氢化可的松注射液中含有酒精成分,因此酒
精过敏患者不能使用。而琥珀酸氢化可的松则不含酒精,可以
用于哮喘持续状态等紧急情况。中效糖皮质激素(泼尼松、泼尼
松龙、醋酸泼尼松龙、甲泼尼龙琥珀酸钠)抗炎作用要比可的松
强 5 倍,水钠潴留作用也弱一些。但泼尼松需要在肝脏代谢后才
发挥作用,因此肝脏功能不好的患者一般应用泼尼松龙。临床上
常常应用甲泼尼龙琥珀酸钠(甲强龙)来治疗哮喘严重发作。甲强
龙是唯一可用于冲击疗法的药物,这是因为它与激素受体的结合
率显著高于其他糖皮质激素药物(约是泼尼松的 23 倍)起效时间
很快,可以迅速抑制酶的活性,并使激素特异性受体达到饱和。
且甲强龙对于下丘脑-垂体-肾上腺轴(HPA 轴)抑制作用弱,水
溶性强,易于达到血浆高浓度,故可大剂量冲击,快速控制症状。
长效糖皮质激素(地塞米松、倍他米松)抗炎作用强大,是氢化可的
松的 25 倍,作用时间更长,是氢化可的松的 3～6 倍,水钠潴留作
用弱,几乎是无,可以口服、肌肉注射和静脉用药。临床上主要根
据病情的需要选择这些药物,同时还要尽可能地避免不良反应。

哪些哮喘需要使用吸入型糖皮质激素

　　根据 GINA 指南,除了轻度间歇性哮喘外,无论患者是过敏

74

性哮喘还是非过敏性哮喘,无论患者是儿童还是成年人,吸入型糖皮质激素都是最基本的药物。所有的方案都是单用吸入型糖皮质激素,或者再联合其他药物进行治疗。其适应证如下。

(1) 任何类型哮喘:过敏性哮喘、老年哮喘、儿童哮喘、妊娠哮喘、夜间哮喘、职业性哮喘、运动诱发哮喘、药物诱发哮喘、食物诱发哮喘,每周因哮喘发作使用短效 β_2 受体激动剂超过 2 次者。

(2) 除了轻度间歇发作外,所有轻度、中度、重度哮喘患者都可以使用吸入型糖皮质激素。

(3) 咳嗽变异性哮喘。

(4) 为了帮助全身性糖皮质激素撤药或停药。

吸入型糖皮质激素有哪些

吸入型糖皮质激素(inhaled corticosteroid, ICS)有倍氯米松、布地奈德、丙酸氟替卡松和环索奈德。根据剂型可以分为定量吸入气雾剂(必可酮、普米克)和干粉吸入剂(布地奈德)。吸入型糖皮质激素中常常同时加入长效 β_2 受体激动剂制作成联合制剂,如沙美特罗替卡松(舒利迭)、布地奈德-福莫特罗(信必可)。在临床上医生会根据患者的病情严重程度和哮喘控制水平选用低剂量、中剂量或大剂量 ICS 进行治疗。糠酸氟替卡松是新的吸入药物全再乐、万瑞舒当中的 ICS 成分,这两种药物都是一天一吸,糠酸氟替卡松的持续时间可以长达 24 小时。ICS 的具体使用剂量换算方法如表 6。

表 6　ICS 临床应用的剂量换算(μg)

药　　物	每日剂量(μg)		
	低剂量	中剂量	高剂量
二丙酸倍氯米松(pMDI,标准颗粒,HFA)	200～500	>500～1 000	>1 000
二丙酸倍氯米松(pMDI,超细颗粒,HFA)	100～200	>200～400	>400
布地奈德(DPI)	200～400	>400～800	>800
环索奈德(pMDI,超细颗粒,HFA)	80～160	>160～320	>320
丙酸氟替卡松(DPI)	100～250	>250～500	>500
丙酸氟替卡松(pMDI,标准颗粒,HFA)	100～250	>250～500	>500
糠酸莫米松(DPI)	200		400
糠酸莫米松(pMDI,标准颗粒,HFA)	200～400		>400
糠酸氟替卡松(DPI)	100		200

注:pMDI——定量气雾吸入剂;HFA——氢氟烷烃抛射剂;DPI——干粉吸入剂。

全身用糖皮质激素有哪些副作用

全身用糖皮质激素有很多副作用,特别是在大剂量、长疗程应用时,这些副作用主要是干扰 HPA 轴而引起,主要见下。

(1) 类肾上腺皮质功能亢进综合征。因物质代谢和水盐代谢紊乱所致,如满月脸、水牛背、向心性肥胖、皮肤变薄、痤疮、多毛、浮肿、低血钾、高血压、糖尿病等。停药后可自行消退,必要时采取对症治疗,如应用降压药、降糖药、氯化钾,低盐、低糖、高蛋白饮食等。

（2）诱发或加重感染。因皮质激素抑制机体防御功能所致。长期应用常可诱发感染或使体内潜在病灶扩散,特别是在原有疾病已使抵抗力降低如肾病综合征者更易产生。还可使原来静止的结核病灶扩散、恶化。故结核病患者必要时应并用抗结核药。

（3）消化系统并发症。使胃酸、胃蛋白酶分泌增加,抑制胃黏液分泌,降低胃肠黏膜的抵抗力,故可诱发或加剧胃、十二指肠溃疡,甚至造成消化道出血或穿孔。对少数患者可诱发胰腺炎或脂肪肝。

（4）心血管系统并发症。长期应用可引起高血压和动脉粥样硬化。

（5）骨质疏松、肌肉萎缩、伤口愈合迟缓等与激素促进蛋白质分解、抑制其合成及增加钙、磷排泄有关。骨质疏松多见于儿童、老人和绝经妇女,严重者可有自发性骨折。因抑制生长素分泌和造成负氮平衡,还可影响生长发育。孕妇使用偶可引起畸胎。

（6）其他。精神失常。有精神病或癫痫病史者禁用或慎用。

因此除非迫不得已,医生一般不会给哮喘患者长期使用全身糖皮质激素。

吸入型糖皮质激素有哪些副作用

由于吸入型糖皮质激素用量少,且为脂溶性药物,不宜进入

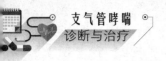
血液循环到达全身,因此不会引起严重不良反应。但是长期应用可能会出现一些局部副作用,主要包括咽部烧灼感、咽痛、声音嘶哑、口腔溃疡、口腔真菌感染等。这些副作用往往是由于患者药物使用不当,使得激素残留在口腔和咽喉所引起的。所以刚开始使用吸入型激素时,要在医生指导下掌握正确的吸入方法,而且每次吸入后一定要用清水仰头漱口,这样就能够避免局部副作用的发生。

为什么说合理使用糖皮质激素是安全的

由于哮喘的本质是慢性气道炎症,因此我们选择具备最强抗炎作用的糖皮质激素作为缓解期患者的治疗药物,只要合理使用,就可以扬长避短,最大限度地发挥糖皮质激素的疗效。在吸入治疗 3～6 月后,气道炎症能够得到有效控制,咳嗽、气喘等症状也会逐渐缓解。无数经验证明只要进行长期规范抗感染治疗,就可以预防哮喘急性发作,即使发作症状也会明显减轻,频率也会减少。而在急性发作期,单单吸入糖皮质激素治疗难以缓解症状,这个时候就要使用口服或静脉用糖皮质激素,配合使用吸入糖皮质激素、β₂ 受体激动剂及其他平喘药物,以便于迅速缓解病情。因此,无论是在急性发作期还是缓解期,只要在医生指导下合理用药,糖皮质激素的使用就是安全可靠的。

为什么要选择吸入型糖皮质激素治疗哮喘

无论是口服还是静脉用药,糖皮质激素都要通过血液循环才能到达呼吸道,而真正发挥作用只是到达呼吸道的那部分,而通过血液循环到达全身其他脏器的激素不仅对哮喘治疗没有帮助,还会引起各种各样的副作用。因此,人们才开发出来能够吸入治疗的糖皮质激素,吸入型糖皮质激素用量少,直接作用于呼吸道局部发挥抗炎作用,而且是脂溶性药物,到达呼吸道后,很少进入血液循环,即使极少量的激素进入血液后也很快会被肝脏分解,这样就能够避开糖皮质激素全身使用的副作用。

怎样判断吸入型糖皮质激素治疗是否有效

一般来说,吸入糖皮质激素治疗哮喘的有效性主要表现为咳嗽、气喘等症状显著减少,生活质量改善、肺功能改善、气道反应性下降、气道炎症减轻、急性发作的频率和严重程度下降。另外,患者也可以通过哮喘控制测试(ACT 评分)评估哮喘控制程度。

为什么有些患者觉得吸入型糖皮质激素效果不好

虽然糖皮质激素是治疗哮喘最有效的药物,但临床上还是

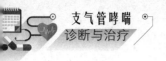
有患者感觉吸入糖皮质激素效果差,使用几天后就弃之不用。主要原因还是对吸入激素的认识不足和使用不当。首先,吸入糖皮质激素针对的是哮喘患者的气道炎症,哮喘患者气道慢性炎症的控制需要一定的时间,吸入糖皮质激素要至少1周才会起作用,长期应用的目标是为了预防哮喘再次发作。其次,部分患者没有坚持长期使用,而只是在发作期间使用,症状缓解后立即停药,把吸入糖皮质激素当成缓解药物使用,效果当然会不理想。再次,有些患者吸入装置使用不当,没有充分将药物吸入肺部,导致疗效降低。

为什么吸入型糖皮质激素治疗不会立刻显效

吸入型糖皮质激素是通过控制气道炎症来治疗哮喘的,只有在气道炎症逐渐消除和控制后才会起效,但这个过程需要一定的时间。由于哮喘缓解期的治疗是一个长期的过程,吸入型糖皮质激素使用的剂量很小。因此只有规律地用药1周以后,哮喘症状才会逐渐缓解。可以在使用吸入型糖皮质激素治疗同时,配合使用 β_2 受体激动剂治疗,但是 β_2 受体激动剂只治标不治本,不宜长期使用,等糖皮质激素逐渐发挥作用后,就应该逐渐停用 β_2 受体激动剂。哮喘缓解期的治疗,还是要在医生指导下,长期规律使用糖皮质激素吸入治疗,直到气道炎症得到控制,再逐渐减量乃至停药。

吸入糖皮质激素是否需终身应用？何时停药 ⟜

有很多患者担心一旦开始应用激素会产生依赖,需要终生应用,实际上这种观点是错误的。但是对于哮喘来说,控制气道炎症是一个漫长的过程,糖皮质激素的使用时间也会很长。目前认为吸入糖皮质激素至少要持续3～6个月,病情稳定至少3个月,才能考虑逐渐减量。在开始治疗时,医生会根据病情需要制订一个能够控制哮喘的最低剂量,同时配合脱敏或免疫药物治疗。然后医生会要求哮喘患者至少每隔3个月就到专科门诊进行一次病情评估,根据哮喘病情控制情况来决定是升级还是降级治疗。如果病情控制良好,每隔3个月治疗方案就能降一个阶梯,吸入糖皮质激素也会逐渐减量使用,甚至停药。只有极个别的患者,病情始终控制不好,吸入糖皮质激素一减量哮喘就会发作。这类患者除了辅以其他方法治疗外,糖皮质激素的减量过程也会相当漫长。

什么是哮喘的吸入疗法 ⟜

吸入疗法是把药物制成气溶胶、干粉或溶液,通过呼吸动作吸入气道的给药方法。口服给药虽然更为简便,但是药物必须经过消化道吸收进入血液循环,这个过程会损失一部分药物;进

入血液循环的药物会通过门静脉系统到达肝脏,肝脏会将一部分药物灭活;仍然保持活性的药物回到心脏,随着血液循环到达全身;仅有很少一部分药物到达气管和支气管发挥抗炎或平喘作用。由于哮喘的靶器官是气管和支气管,通过吸入给药,能够使药物直接作用于病变部位,也减少了很多不必要的副作用。对于哮喘等需要长期用药的慢性气道疾病来说,吸入疗法具备作用迅速、剂量小、全身副作用小的优点,是一种更为理想的给药方法。

哮喘吸入疗法有什么优点

(1) 作用直接:哮喘的病变部位在呼吸道,吸入疗法能够使药物直接到达病变部位而发挥作用,不必使药物受到胃肠道吸收损耗和肝脏灭活过程的影响。

(2) 所需药物剂量小:例如 β_2 受体激动剂特布他林口服时每次需要 $1.25 \sim 2.5$ mg 的剂量,而通过气雾剂吸入时只需要 0.25 mg。可见吸入疗法所需要的药物剂量远远小于口服剂量。

(3) 全身副作用小:吸入疗法所需药物剂量小,即使有少量的药物吸收入血,也很快被肝脏灭活,因此所引发的全身性不良反应也比口服给药小很多。特别是对于糖皮质激素等全身副作用很多的药物,吸入疗法更加理想。

治疗哮喘的吸入药物有哪些

目前很多治疗哮喘的药物都被制作成吸入剂,主要见下。

(1) 糖皮质激素:倍氯米松气雾剂(必可酮气雾剂、信可松气雾剂、安得新气雾剂)、倍氯米松干粉剂(必酮碟)、布地奈德气雾剂(普米克气雾剂、英福美气雾剂)、布地奈德干粉剂(普米克都保)、布地奈德溶液剂(普米克令舒)、丙酸氟替卡松气雾剂(辅舒酮气雾剂)、丙酸氟替卡松干粉剂(辅舒酮准纳器)。

(2) β_2 受体激动剂:沙丁胺醇气雾剂(舒喘灵气雾剂、万托林气雾剂)、沙丁胺醇干粉剂(喘宁碟)、沙丁胺醇雾化溶液(万托林溶液)、特布他林气雾剂(喘康速气雾剂)、特布他林干粉剂(博利康尼都保)、特布他林溶液(博利康尼溶液)、奥西那林气雾剂(喘息定气雾剂,即异丙肾上腺素)、氯丙那林气雾剂(氯喘气雾剂)、比托特罗气雾剂(双甲苯喘定气雾剂)、利米特罗气雾剂(立灭喘气雾剂)、非诺特罗气雾剂(备劳特气雾剂)、沙美特罗气雾剂(施立稳气雾剂)、沙美特罗干粉剂(施立碟干粉剂)、福莫特罗气雾剂(奥克斯气雾剂)、福莫特罗干粉剂(奥克斯都保、平适)、茚达特罗干粉剂(昂润)。

(3) 抗胆碱能药物:异丙托溴铵气雾剂(爱全乐气雾剂)、噻托溴铵吸入剂(思力华、天晴速乐)。

(4) 其他药物:色甘酸钠气雾剂、奈多罗米钠气雾剂(Tilada气雾剂)、磷酸二酯酶Ⅲ、Ⅳ抑制剂气雾剂(Zardaverine气雾剂)。

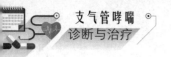

（5）复合制剂：可必特气雾剂（沙丁胺醇＋异丙托溴铵）、喘立平气雾剂（克伦特罗＋洋金花总碱）、Berodual 气雾剂（美诺特罗＋异丙托溴铵）、舒利迭准纳器（沙美特罗＋丙酸氟替卡松）、信必可都保（福莫特罗＋布地奈德）、杰润（茚达特罗＋格隆溴铵）、欧乐欣（乌美溴铵＋维兰特罗）、布地格福（布地奈德＋格隆溴铵＋富马酸福莫特罗）。

吸入疗法的种类和优缺点有哪些

　　吸入疗法是用专门的装置将药物溶液雾化成微小颗粒，吸入鼻咽喉部和呼吸道至肺部，使药物沉积在病灶以治疗疾病的方法。相对于传统的打针吃药，这种治疗方法给药量小且能有效地降低副作用。常用的吸入方法有以下三种。

　　（1）定量吸入器（metered dose inhaler, MDI）：用手按压MDI 阀门，储藏在密封罐里的药物就能借助助推剂喷出。其优点是体积小，携带方便。缺点是吸入过程需要手和口协调技巧，使用有一定的难度。此外，MDI 使用氟利昂作为助推剂，对气道有刺激作用，而且会污染空气。

　　（2）干粉吸入器（dry powder inhaler, DPI）：采用超微分化工艺将药物制作成为干粉，以便吸入治疗。包括碟式吸入器、都保装置和准纳器三种。其优点是药粉的吸入是靠患者的呼吸驱动，不需要刻意呼吸配合和用手揿压的协调动作；不含助推剂和表面活化物，符合环保要求；操作方法比较简单，携带也较方便。

缺点是对于呼吸肌力降低的 COPD 患者、严重哮喘发作患者及呼吸肌力较弱的婴幼儿和年龄较小的儿童使用可能受限。

(3) 雾化器:包括超声雾化器和喷射式雾化器。利用超声或者压缩空气作为动力,将液体溶液打成能够吸入气道的微小雾粒。雾化吸入的优点是形成的雾粒小,能够到达肺泡和终末细支气管,而且不需要主动协调配合,正常呼吸即可,婴幼儿和成年人均可以应用。缺点是需要特殊的设备或高流量的氧气。

什么是定量吸入器

MDI 的全称是压力型定量手控气雾剂,主要适用于轻、中度发作的哮喘和缓解期哮喘。其作用原理是将储药罐内药物溶解或悬浮于液体推进剂(氟利昂)中,保持 400 kPa 的恒定压力,每次用手按动活瓣,借助内部压力就能喷出 100 μl 药量,药物喷出后大约 50%直接喷入口腔,85%~90%的药物沉积在咽喉并被吞入胃肠道,仅有 10%的药量能够到达下呼吸道发挥治疗作用。为此,有人研制出了储雾器作为吸气嘴的延伸,每次都先把药物喷入储雾器中,然后患者吸入储雾器内的空气和药物,这样就能增加吸入下呼吸道和肺部的药量,并减少咽喉部药物沉积所带来的局部不良反应。其优点是体积小、携带方便,能反复定量给药,不需要定期消毒。缺点是吸入过程需要手和口协调技巧,使用有一定的难度。此外,MDI 使用氟利昂作为助推剂,对气道有刺激作用,而且会污染空气。

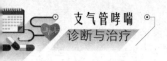
什么是干粉吸入器

　　干粉吸入器(DPI)分为旋转式及转动式、单剂量及多剂量。主要适用于轻、中度发作的哮喘和缓解期哮喘。作用原理是将药物以粉末形式储藏在储药池内,使用前通过机械力刺破胶囊或者把药物转入定量药池内。患者通过吸气动作形成的负压,利用吸气气流带动药粉进入气道内,沉积在下呼吸道的药物占$10\% \sim 30\%$,略高于定量吸入器。与 MDI 比较,干粉吸入器操作较为简便,不需要手和口的协调动作,不含氟利昂。缺点是一般用于 4 岁以上的患者,不适用于严重哮喘发作和婴幼儿等呼吸力量较弱的患者。

什么是喷射式雾化器

　　喷射式雾化器也称为射流雾化器,可以适用于 5 岁以下儿童、重度哮喘发作和使用 MDI 和 DPI 有困难的哮喘患者。作用原理是利用压缩空气或高压氧气驱动,将溶解在水中的药物变成气雾微粒,随着患者的呼吸动作吸入气道。这种方法不需要患者的配合,疗效更加可靠,起效也快,可以用于不同程度哮喘急性发作的治疗。缺点是雾化量和雾粒大小会因不同机型而异,还需要配备电源或高压氧气,也有个别患者因为紧张或低温刺激而加重支气管痉挛。

怎样正确使用平喘气雾剂 ⊃——

　　平喘气雾剂常被制作为液体,加入氟利昂等抛射剂后,贮藏在有定量阀门的容器内,使用时摇匀并揿动推动钮,药液就能变成气雾喷出。只有将喷出的气雾吸入气道内才能发挥平喘作用。因此,使用时必须掌握正确的方法,通常包括下列4个步骤:一摇、二呼、三吸、四屏气。具体方法为:①用药前,先要振摇气雾剂,打开喷口的盖子;②头稍微向后仰,先用力呼气,尽力吐出余气;③把喷嘴放在距离口2~3 cm处,对准口腔;④在吸气开始的同时,揿动推压钮,并做出深而慢的吸气,保证将尽可能多的药物吸入气道深部;⑤吸气结束后,保持闭口状态,屏住呼吸10秒左右。如果效果不好,可以重复吸入,但最多不要超过4次,否则容易出现心脏不良反应。儿童患者或者不能很好吸入的成人,可以把喷雾剂接一个椭圆形的储雾罐再吸入。如果所用的气雾剂中有糖皮质激素,吸入后应该立即漱口,减少该类药物在口腔内的沉积,以免霉菌生长。

$β_2$ 受体激动剂有哪些分类 ⊃——

　　$β_2$ 受体激动剂是一类能够激动分布在气道平滑肌上的 $β_2$ 受

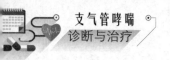

体,产生支气管扩张作用的哮喘治疗药物。按照药物对 β_2 受体选择性的不同可以分为非选择性 β 受体激动剂,如异丙肾上腺素、肾上腺素;以及选择性 β_2 受体激动剂,如沙丁胺醇、克伦特罗等。选择性 β_2 受体激动剂按药效的持续时间又可分为短效(作用维持 4~6 小时)和长效(作用维持 12 小时)β_2 受体激动剂。短效 β_2 受体激动剂又可分为速效(数分钟起效)和缓慢起效(半小时起效)两种。

短效 β_2 受体激动剂的作用机理是什么

短效或者速效 β_2 受体激动剂是临床上极常用的平喘药物之一,它们和广泛分布在气道平滑肌和肺组织内的 β_2 肾上腺素能受体结合,使细胞内的 cAMP 浓度升高,激活下游信号通路,刺激细胞内的钙离子泵,使得细胞内的钙离子排出细胞外,细胞内钙离子浓度的下降会引起气道平滑肌松弛,从而达到解除气道痉挛的目的。速效吸入型 β_2 受体激动剂有较强的支气管舒张作用,起效很快,不良反应少,是哮喘急性发作时的首选药物,但是长期单独使用 β_2 受体激动剂会出现减敏现象,药物的疗效会相应下降。常用的药物包括沙丁胺醇、特布他林、氯丙那林等。

短效 β_2 受体激动剂有哪些

短效 β_2 受体激动剂主要如下。

(1) 沙丁胺醇(万托林、舒喘灵)：用于缓解症状的制剂有片剂、定量气雾剂、雾化溶液、静脉用针剂等。吸入剂型可直接作用于气道平滑肌，用药后数分钟就能起效，不良反应少，是哮喘急性发作的首选用药。口服制剂起效慢，副作用多，仅适用于轻症急性哮喘，有逐渐被淘汰的趋势。静脉用药平喘效果与吸入差不多，但作用时间很短，还容易出现心悸、恶心、头痛等副作用，因此仅用在危重哮喘发作和吸入困难的患者。

(2) 特布他林(博利康尼、喘康速、叔丁喘宁、间羟舒喘灵)：也属于选择性 β_2 受体激动剂，作用和沙丁胺醇相似但稍弱，对心脏的作用远远小于沙丁胺醇。雾化吸入大约 5 分钟起效，作用持续 4 小时左右；口服半小时后起效，但是生物利用度较低；静脉给药仅用于重症哮喘发作时。不良反应有心悸、手抖、失眠、头痛、头晕等。

(3) 氯丙那林(氯喘通、氯喘)：具备一定的 β_2 受体选择作用，对呼吸道平滑肌有较强的松弛作用，对心脏作用较小。雾化吸入后 5 分钟起效，口服吸收良好，作用持续 4 小时左右。

为什么长期使用 β_2 受体激动剂效果会越来越差

有不少患者长期使用万托林、博利康尼(特布他林)等 β_2 受体激动剂后，发现效果越来越差，出现了抗药性。短效 β_2 受体激动剂通过激活气道上的 β_2 肾上腺素能受体松弛气道平滑肌，从而解除气道痉挛的作用。尽管 β_2 受体激动剂有很强的支气管舒

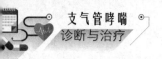

张作用,平喘迅速,不良反应小,是缓解哮喘症状的首选用药,但是这种药物对于消除或缓解气道内的慢性炎症几乎无作用。更重要的是,长期使用 β_2 受体激动剂(尤其是短效 β_2 受体激动剂)可使支气管平滑肌的 β_2 受体对 β_2 受体激动剂的反应性降低,出现 β_2 受体功能下调,气道反应性增高,产生耐药性,导致用药次数增多,缓解相同症状所需的剂量越用越大,不良反应越来越明显,尤其是心脏方面的不良反应,长期单独使用会有生命危险。因此,β_2 受体激动剂应按需间歇使用,避免长期、单一应用。不过,也不能由于惧怕 β_2 受体激动剂耐药性而对应用该药过于恐慌。停用 β_2 受体激动剂一周后气道可恢复正常的敏感性。目前提倡 β_2 受体激动剂联合糖皮质激素应用,吸入型糖皮质激素能够调节 β_2 肾上腺素能受体的功能和数量,使得 β_2 受体激动剂的抗药性大大减少。哮喘治疗中的吸入型糖皮质激素和长效 β_2 受体激动剂的联合制剂、白三烯受体调节剂和茶碱都没有明显抗药性的产生。

长效 β_2 受体激动剂的作用机理是什么

β 肾上腺素受体有两种亚型,即 β_1 和 β_2 两种肾上腺素受体。心脏上主要是 β_1 受体,激活后会引起心跳加快;而呼吸道上主要是 β_2 受体,激活后能够使平滑肌松弛,还能发挥抗炎作用。在治疗哮喘时我们只希望 β_2 受体的作用来扩张支气管,而不希望出现 β_1 的心脏副作用,尤其是对于需要长期治疗的缓解期哮喘。

因此目前哮喘的治疗基本都是选择性 β_2 受体激动剂,其作用机理与短效 β_2 受体激动剂相似,区别在于其起效缓慢,但维持的时间很长,每天只需用药1~2次就能够维持一整天。常用的药物有沙美特罗、福莫特罗、妥洛特罗、丙卡特罗、班布特罗、茚达特罗等。

长效 β_2 受体激动剂有哪些

长效 β_2 受体激动剂有以下几种。

(1) 沙美特罗:起效时间缓慢,用药后3~4小时效果达到高峰,药效能够维持12小时以上。但是哮喘的长期治疗中不能单独使用,而要和吸入型糖皮质激素同时应用,它的另外一个特点是效果和剂量关系不大,也就是说加大用药剂量效果也不会更好,副作用反而会增加。因此舒利迭(沙美特罗/丙酸氟替卡松)有50 μg、250 μg、500 μg 三种规格,区别在于氟替卡松的量不同,而沙美特罗的剂量不变。

(2) 福莫特罗:起效快,吸入后2分钟就开始起效,2小时药效达到高峰,作用能够持续12小时左右。所以福莫特罗实际上既是速效又是长效的 β_2 受体激动剂。福莫特罗同样不能单独应用于哮喘的长期治疗,福莫特罗/布地奈德的复方制剂(信必可)既可作为缓解性药物,也可作为控制性药物来使用。

(3) 妥洛特罗:有较强的扩张支气管作用,对心脏的兴奋作用小。目前只有片剂和透皮贴剂(阿米迪),口服后0.5~1小时

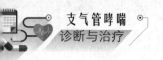

疗效显效,作用可以维持 10 小时。贴剂药物经过皮肤缓慢吸收,每天贴 1 次能够维持 24 小时,全身不良反应也比口服药少。常见的不良反应有手抖、口干、面部潮红、心慌、头痛等。

(4) 丙卡特罗(美普清)和班布特罗(帮备):这两种药物都是口服药,属于高选择性 β_2 受体激动剂,除了舒张支气管外,还有一定的祛痰、镇咳、抑制炎症作用。丙卡特罗药效能够维持 12 小时,班布特罗能够维持 24 小时。常见的不良反应包括肌肉震颤、头痛、头晕、面部潮红、心慌,偶尔有低血糖、低血钾反应等。

(5) 维兰特罗:维兰特罗是一个经口吸入的长效选择性 β_2 受体激动剂,可持续作用 24 小时,与沙美特罗相比,三氟甲磺酸维兰特罗起效更快,持续作用时间更长,在哮喘和慢性阻塞性肺病患者中的安全性和耐受性良好,一日一次的给药方案还可以改善患者的依从性,为哮喘和慢阻肺患者提供了新的治疗选择。目前有复方制剂乌美溴铵维兰特罗吸入粉雾剂(欧乐欣)用于慢阻肺治疗,以及糠酸氟替卡松维兰特罗吸入粉雾剂(万瑞舒)可用于哮喘的治疗。

(6) 茚达特罗:茚达特罗是一种单一吸入 LABA,每日 1 次吸入,5 分钟快速起效,24 小时长效舒张支气管。茚达特罗独特的化学结构保证了持续的支气管舒张作用,而高内在活性是其快速起效的基础。目前有吸入制剂马来酸茚达特罗吸入粉雾剂(昂润)及复方制剂茚达特罗格隆溴铵吸入粉雾剂(杰润),用于慢阻肺患者的治疗。而对哮喘治疗目前尚未有研究。

抗胆碱能药物的作用机理是什么？有哪些常用药物

人的气道平滑肌收缩和舒张主要受交感和副交感神经的控制,交感神经兴奋时能够扩张气道,而副交感神经(胆碱能神经)兴奋时会引起支气管痉挛和黏液分泌。如果用药物阻断胆碱能神经的兴奋就能起到舒张支气管和减少黏液分泌的作用,这就是抗胆碱能药物治疗哮喘的主要机制。虽然抗胆碱能药物起效不如 β_2 受体激动剂快,但是作用时间更为持久,可以达到 7~10 小时。另外, β_2 受体主要分布在小气道,胆碱能受体大多分布在直径较大的气道。因此,两者联合使用能够更好地发挥协同作用,抗胆碱能药物单独使用治疗哮喘的作用较弱,不应该作为哮喘的首选药物。有些不能耐受 β_2 受体激动剂,或者夜间哮喘及痰多的患者,医生也会选择抗胆碱能药物。

目前临床上用于哮喘的抗胆碱能药物主要如下。

(1) 异丙托溴铵(爱全乐):它有舒张气道作用,但没有明显的抗炎作用。该药口服不容易吸收,需要吸入给药,吸入后 5~10 分钟起效,作用能够维持 3~4 小时。不良反应较少,主要表现有口干、咽部刺激和咳嗽,青光眼、前列腺肥大、妊娠和哺乳妇女需要慎用。

(2) 噻托溴铵:主要用于 COPD,每天一次吸入给药作用能

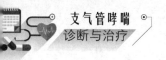

持续 24 小时以上。

(3) 格隆溴铵:是一种季铵类胆碱能受体拮抗剂,具有抑制胃液分泌及调节胃肠蠕动作用,早期用于治疗胃及十二指肠溃疡、慢性胃炎、胃酸分泌过多等。格隆溴铵可减少气道急性炎症条件下肺部 TNF-α、IL-1β、KC 等炎症因子表达,增加 GSH 水平,降低肺泡上皮细胞 MMP-9 表达。同时,格隆溴铵可以明显减弱气道急性炎症条件下炎症细胞的浸润,并明显改善肺泡壁增厚、肺泡浸润及肺间质水肿的情况。格隆溴铵对胆碱 M3 受体有高选择性,目前国外将其开发为粉雾剂用于 COPD 的治疗。

(4) 乌美溴铵:是长效毒蕈碱受体拮抗剂,能影响大气道周围的肌肉并使之停止收缩;可用于长期维持治疗成人慢性阻塞性肺病,包括慢性支气管炎和肺气肿患者的气道阻塞症状。但是不能用来缓解慢性阻塞性肺病导致急性支气管痉挛或者哮喘急性发作期的治疗。最常见的不良反应有鼻咽炎、泌尿道感染、上呼吸道感染、头痛、便秘和口干等。青光眼、心律失常、尿潴留患者慎用。目前还没有将哮喘列入噻托溴铵、格隆溴铵、乌美溴铵的适应证中。

茶碱类药物的作用机理是什么? 有哪些常用药物

小剂量茶碱具有一定的抗炎和免疫调节作用,缓、控释剂型茶碱,长期治疗对哮喘症状和改善肺功能有效,但具体的机制还不完全清楚。其可能是通过下面的一些机制起作用的:抑制磷酸二酯酶升高细胞内 cAMP 水平来舒张支气管、对抗引起哮喘的腺苷作用、促进肾上腺素释放引起气道平滑肌舒张、降低细胞内钙离子浓度。

茶碱类药物用于治疗哮喘历史悠久,但是目前在哮喘治疗中的地位逐步下降。由于作用时间长,可用于控制夜间症状,但由于缓释茶碱潜在的不良反应,个体差异大,有效血药浓度范围窄,应进行检测。国外已经不作为常规用药了,我国哮喘指南中也将其放在糖皮质激素、白三烯受体拮抗剂和 β₂ 受体激动剂的后面,仅仅当作特殊情况下的药物,最好是在应用抗炎药,特别是吸入 β₂ 受体激动剂和吸入糖皮质激素不能达到治疗目的时才应用,静注氨茶碱时必须稀释缓慢注入。由于我国地区发展不平衡,在缺医少药的地区,由于茶碱低廉的价格,仍然受到广泛使用。常用的药物如下。

(1) 氨茶碱:除了舒张支气管平滑肌以外,还具备增强心脏功能、利尿和扩张冠状动脉的作用。口服后能够迅速吸收,也可以作为静脉用药。但是氨茶碱的治疗浓度和中毒浓度非常接近,一旦过量容易出现恶心、呕吐、头晕、心跳加快、血压升高、肌肉颤动、抽搐等中毒表现。因此,最好在能够检测血药浓度的情况下使用。

(2) 二羟丙茶碱(喘定):作用和氨茶碱相似,但较弱,作用时间短,对消化道刺激小,对心脏的副作用也远小于氨茶碱,是临床上极常用的平喘药物之一。

(3) 多索茶碱:是氨茶碱的一种衍生物,用药后半小时作用

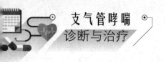
达到高峰,能持续约 12 小时,不良反应比氨茶碱要小。

(4)茶碱缓释片(舒弗美):是长效的缓释制剂,一次口服药效可达 12 小时。

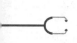
白三烯受体调节剂的作用机理是什么? 有哪些常用药物

白三烯是一种介导哮喘慢性气道炎症的重要介质,能够导致剧烈的支气管痉挛,还参与血管渗漏、黏液分泌、炎症细胞募集等哮喘发病机制。过敏性哮喘患者体内会产生过量的白三烯,所以白三烯受体调节剂对于过敏性哮喘及合并过敏性鼻炎的患者疗效更好。目前这类药物包括白三烯受体拮抗剂(孟鲁司特、扎鲁司特)和白三烯合成抑制剂(齐留通、异丁司特)。受体拮抗剂在理论上和实践上优于白三烯合成药,它可减少日间和夜间哮喘症状,减少哮喘发作,改善肺功能,减少糖皮质激素和支气管扩张剂的用量,预防过敏原和运动诱发的哮喘,此类药物疗效迅速、应用方便、耐受性好,副作用小。国内目前使用的只有孟鲁斯特片剂和冲剂。

孟鲁司特,商品名为顺尔宁,是一种选择性白三烯受体拮抗剂,主要用在成人和儿童哮喘的预防和长期治疗。应用指征为吸入激素疗效差的轻、中度哮喘患者。中重度哮喘患者在应用大剂量吸入激素有副作用或潜在有副作用者,可用本品以减少激素用量。对吸入激素依从性差者,以及吸入激素仍不能控制哮喘并且不能耐受茶碱和长效支气管扩张剂者。需要注意的是孟鲁司特不作为急性哮喘发作用药,而且需要服用3天以后才会显效。

治疗哮喘的抗过敏药有哪些

抗过敏药物主要通过阻断组胺受体而发挥治疗哮喘的作用。组胺是肥大细胞释放的一种能使支气管收缩和促进炎症反应的介质,参与了哮喘的发病过程。在人的心血管系统、皮肤、平滑肌及胃部的靶细胞中至少有着3种亚型的组胺受体,即组胺H1、H2和H3受体,分别存在于皮肤血管和平滑肌、消化道分泌腺、神经组织中,组胺与受体结合后可产生强大的生物效应,其中组胺H1受体与过敏反应的关系密切。第一代H1受体阻断剂(如氯苯那敏、赛庚啶)因为作用较弱,而且还会引起嗜睡等神经系统症状,已不再用于哮喘预防;第二代H1受体阻断剂(酮替芬、西替利嗪、氯雷他定、咪唑斯汀、阿司咪唑)药效更强,嗜睡等不良反应轻,而且价格低廉,因此过去被广泛应用于哮喘等过敏性疾病。但是这类药物抗哮喘气道炎症和扩张支气管的作用非常有限,在哮喘的长期治疗中起不到重要作用。常用的药物如下。

(1)酮替酚:是一种同时具备H1受体阻断和抗炎、抗过敏作用的药物。口服后起效较慢,作用能够持续12小时以上,一般用药后6~8周才能达到最大药效。主要用于过敏性哮喘和过敏

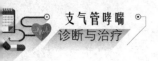

性鼻炎的治疗,对儿童哮喘疗效更好。用药第一周往往会出现
嗜睡、疲乏无力,继续服药后这些症状会自动消失。因此服药后
要避免驾驶汽车、操作机器和高空作业等。

(2) 色甘酸钠:是一种多途径、多机制拮抗气道炎症的药物,
能够稳定肥大细胞膜,减少过敏介质的释放,没有舒张支气管的
作用。色甘酸钠起效较慢,需连用数日甚至数周后才起作用,故
对正在发作的哮喘无效,临床上仅用于预防哮喘发作。季节性
哮喘患者可在好发季节到来之前 2~3 周开始用药,运动性哮喘
可以在运动前 15 分钟给药。少数患者在吸入色甘酸钠时会出现
哮喘加重,这类患者可以预先吸入沙丁胺醇等支气管扩张剂再
用色甘酸钠。

(3) 其他:氮卓斯汀、曲尼司特、西替利嗪、氯雷他定等可以
用于过敏性鼻炎、过敏性皮炎等过敏性疾病,有时也用于季节性
哮喘的预防。

如何治疗重度哮喘

重度哮喘通常是指在过去的一年中,需要使用全球哮喘防
治指南建议的第 4 级或 5 级哮喘药物治疗,才能够维持控制或即
使在上述治疗下仍表现为未控制的哮喘。通常指使用大剂量
ICS,或 LABA、LTRA、LAMA 及茶碱与中高剂量 ICS 联合使
用才能维持控制或未控制。

什么是抗 IgE 单克隆抗体治疗

随着相关免疫病理生理机制的研究不断深入,我们认识到由免疫球蛋白 IgE 介导的 I 型变态反应在哮喘的发病中起到了关键作用,单克隆抗体如奥马珠单抗通过阻断 IgE 介导的变态反应治疗哮喘的有效性与安全性已得到验证。目前已经在国内上市的奥马珠单抗,能够有效阻断 IgE 抗体,抑制过敏变态反应,减少哮喘症状、降低哮喘急性发作次数。奥马珠单抗是一种重组 DNA 衍生的人源化单克隆 IgG1K 抗体,是哮喘领域第一个靶向治疗药物,能够与 IgE 选择性结合,剂量依赖性降低血清游离 IgE 水平,同时抑制效应细胞(如肥大细胞、嗜碱性粒细胞)表面高亲和力 IgE 受体 FceRI 与 IgE 结合,阻止炎症细胞的激活和炎症介质的释放。奥马珠单抗治疗 12~16 周可判断治疗有效性,如奥马珠单抗治疗 16 周无反应,继续使用奥马珠单抗临床获益的可能性减小。

奥马珠单抗不仅可以对成人哮喘有很好的治疗效果,最近研究发现其对≥6 岁的儿童也有效,我国《儿童支气管哮喘诊断与防治指南(2016 年版)》认为奥马珠单抗可用于≥6 岁重度持续性过敏性哮喘患儿,并已获批,具体使用剂量(见表7)。奥马珠单抗适用于过敏性哮喘合并过敏性鼻炎、慢性鼻窦炎或过敏性结膜炎等有严重并存疾病的儿童。同时奥马珠单抗可减少 ICS 等药物使用时间及剂量。

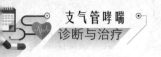

表7　6岁以上儿童及成人奥马珠单抗的剂量确定表(mg/次)

基线 IgE (IU/ml)	体重(kg)									
	21~25	26~30	31~40	41~50	51~60	61~70	71~80	81~90	91~125	126~150
31~100	75	75	75	150	150	150	150	150	300	300
101~200	150	150	150	300	300	300	300	300	450	600
201~300	150	150	225	300	300	450	450	450	600	375
301~400	225	225	450	450	450	600	600	600	450	525
401~500	225	300	450	450	600	600	375	375	525	600
501~600	300	300	450	600	600	375	450	450	600	
601~700	300	225	450	600	375	450	450	525		
701~800	225	225	300	375	450	450	525	600		
801~900	225	225	300	375	450	525	600			
901~1 000	225	300	375	450	525	600				
1 001~1 100	225	300	375	450	600					
1 101~1 200	300	300	450	525	600					
1 201~1 300	300	375	450	525						
1 301~1 500	300	375	525	600						

禁用:尚未获得推荐给药剂量数据

注:白色,每4周皮下注射一次;灰色,每2周皮下注射一次。

什么是抗 IL-4R 单克隆抗体治疗

IL-4/IL-13 与哮喘和特应性疾病有关,其信号通过两条不同但有部分重叠的受体通路传导,每条通路都含有 IL-4Rα。

Dupilumab 是一种针对 IL-4Rα 的完全人源性单克隆抗体,可阻断 IL-4/IL-13 信号通路。2017 年 3 月 28 日,美国 FDA 批准 Dupixen(t Dupilumab)上市,用于治疗特应性皮炎;2018 年 10 月 22 日,批准 Dupilumab 作为附加维持疗法,治疗嗜酸粒细胞表型或口服皮质类固醇依赖性中重度哮喘患者。2019 GINA 指南明确指出 Dupilumab 皮下注射可用于≥12 岁的嗜酸粒细胞表型、吸入大剂量 ICA/LABA 控制欠佳的 II 型哮喘患者,或口服皮质类固醇产生依赖性的重度哮喘患者的附加治疗。

什么是抗 IL-5 单克隆抗体、抗 IL-5R 单克隆抗体治疗

　　大多数哮喘患者存在气道嗜酸粒细胞增多,血液和痰中嗜酸粒细胞水平升高与哮喘控制较差有关。对于重度嗜酸粒细胞哮喘(severe eosinophilic asthma, SEA),IL-5 在炎症反应中起着重要作用。目前上市的抗 IL-5/抗 IL-5R 单克隆抗体主要包括美泊利单抗、瑞利珠单抗和贝那利珠单抗。美泊利单抗是一种全人源化单克隆抗体,是全球获批的第一个特异靶向 IL-5 生物制剂,可与人 IL-5 结合,阻断 IL-5 与嗜酸粒细胞表面受体的结合,降低血液、组织、痰液中的嗜酸粒细胞水平,降低嗜酸粒细胞所介导的炎症。美泊利单抗(皮下注射 100 mg,每 4 周 1 次)获批作为一种附加维持疗法,用于 12~17 岁青少年及 18 岁及以

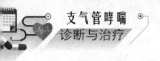
上成人 SEA 的治疗。瑞利珠单抗也是一种特异靶向 IL-5 的全人源化单克隆抗体,于 2016 年 3 月获美国食品药品监督管理局 (FDA)批准上市,每 4 周静脉注射 1 次。贝那利珠单抗可直接结合嗜酸性细胞中的 IL-5 受体 α,吸引自然杀伤细胞通过细胞凋亡诱导嗜酸性细胞快速及近乎完全的耗减。贝那利珠单抗可作为固定剂量通过预充注射器进行皮下注射,前 3 次给药是每 4 周 1 次,以后每 8 周 1 次。2019 GINA 指南提出抗 IL-5/抗 IL-5R 单克隆抗体可用于大剂量 ICS-LABA 不能控制的 SEA 附加治疗。

哮喘发作是否存在时间生物钟现象

地球上的所有动物都有一种叫生物钟的生理机制,生物钟是生物体内的一种无形的时钟,主要指生物体生命活动的内在节律性,也就是从白天到夜晚的一个 24 小时循环节律,比如一个光-暗的周期,与地球自转一次吻合。我们有昼夜节律的睡眠,清醒和饮食行为都归因于生物钟作用。正常人的肺功能也会随着时间而变化,8% 正常人下午 4 点(16:00)肺功能最好,凌晨 4 点肺功能最差。而哮喘患者肺功能的节律变化更加明显,而且不受治疗的影响。另外,哮喘患者气道高反应性也存在昼夜节律变化,夜间气道反应性明显增高。在清晨 4~6 点这一时间段哮喘的发作率是其他时间段的 100 倍,部分原因是人体在早上对肾上腺素的敏感性较高,容易引起支气管变窄。此外,床上有不少灰尘、螨虫,人睡觉时难免和它们亲密接触,这也可能引发哮喘。

如何利用时间生物钟来指导哮喘用药

根据哮喘患者时间生物钟的变化,我们在不同时间进行针对性的用药,就可以发挥最大的疗效,也能最大限度地减少药物毒副作用。

(1)糖皮质激素:仅在夜间发作的哮喘患者,在下午3点钟(15:00)口服一次泼尼松,就可以减轻夜间肺功能的下降和气道炎症,而且在下午3点钟(15:00)吸入糖皮质激素和每天多次吸入效果大致相同,但副作用会明显减少。

(2)缓释β_2激动剂:晚上服用缓释沙丁胺醇胶囊,可以明显改善夜间肺功能,从而缓解夜间症状。

(3)抗胆碱能药物:白天使用时支气管舒张作用很弱,但在凌晨4点则能明显提高肺功能。但是目前还没有确切的证据表明不同时间使用抗胆碱能药物能够改善夜间肺功能。

(4)茶碱:哮喘患者白天肺功能要好于夜间,因此最好能够在夜间维持较高浓度的茶碱血药水平,就能减轻夜间症状。

(5)过敏药:在临睡前半小时服用,可减少嗜睡等副作用对生活带来的影响。患者可以使用峰流速仪来检测自己的肺功能,根据结果来找到最佳的用药时间,更好的控制哮喘。

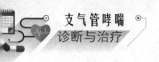
为什么对哮喘患者要进行免疫治疗

支气管哮喘是以多种细胞和细胞组分参与的气道慢性炎症为特征的异质性疾病。支气管黏膜的炎症在哮喘的发病机制中起关键性的作用。免疫病理学已经证实在下呼吸道的慢性过敏性炎症中,均有肥大/嗜碱细胞、嗜酸性粒细胞及 IgE 的参与。吸入过敏原后,可有外周血嗜酸粒细胞增多等全身免疫学反应。在敏感个体,与 IgE 结合的组织肥大细胞和嗜碱性粒细胞,在接触变应原后可被迅速激活,释放组胺、白三烯和其他介质,快速引起支气管痉挛和黏液的高分泌,进而引发咳嗽、呼吸困难、胸闷和喘息。因此对哮喘患者均应进行免疫调节治疗,进行早期干预,防止疾病进一步发展。免疫治疗是指针对机体低下或亢进的免疫状态,人为地增强或抑制机体的免疫功能以达到治疗疾病的目的。免疫治疗分为两种,即特异性免疫治疗和非特异性免疫治疗。

什么是特异性免疫治疗

特异性免疫脱敏疗法简称脱敏疗法,也称减敏疗法,是目前唯一针对哮喘过敏原的病因治疗方法。其通过逐渐增加接触特异性抗原,使得机体对这种过敏原产生耐受,当机体再次接触这种过敏原时就不再出现过敏反应。该方法不仅能够减轻目前的过敏症状、缩短发作时间及减少用药量,还能预防哮喘等过敏性疾病的复发,是目前唯一一种可以改变过敏性疾病进程的治疗方法。

哪些哮喘患者适合脱敏治疗

脱敏治疗的适应证:①患者症状是由单一或少数过敏原引起。②患者症状与接触过敏原关系密切,而且无法避免接触过敏原。③过敏性鼻炎的患者在致敏原高峰季节出现下呼吸道症状。④症状持续时间延长或提前出现的季节性花粉症的患者。⑤药物治疗引起副作用的患者。⑥应用合适的药物治疗(如吸入糖皮质激素或口服抗组胺药)不能很好控制症状。⑦不愿接受长期药物治疗的患者。

脱敏治疗效果如何? 有哪些不良反应

脱敏治疗是一种长期治疗方案,起效较慢,疗程很长,但是只要坚持配合治疗,疗效一般很好。一般需要 3 个月后才能看到明显的效果。该疗法最大缺点是疗程过长(2～3 年以上),可能出现局部荨麻疹、鼻炎、轻度哮喘、全身反应(如泛发性荨麻疹、血管性水肿)等,使用不当时会发生过敏性休克的严重不

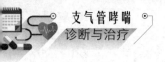

良反应。

哪些患者不能进行脱敏治疗

1. 绝对禁忌证

严重的心血管系统疾病、免疫系统疾病、必须服用 β 受体阻滞剂、癌症、不能确定过敏原的患者,以及缺乏依从性及严重心理障碍者。

2. 相对禁忌证

5 岁以下儿童及孕妇(妊娠期不应开始特异性免疫治疗,但若妊娠前已接受治疗且耐受良好则不必中断治疗),哮喘病情不稳定或急性发作期,中、重度持续性哮喘等。

什么是非特异性免疫治疗

哮喘往往存在不同程度的免疫功能紊乱,使得患者容易反复出现呼吸道感染,尤其是病毒感染,导致哮喘反复发作。因此,采用免疫调节剂能够改善或恢复哮喘患者的免疫紊乱,减少呼吸道感染的发生。这种治疗方法并不针对某种致敏原,因而称为非特异性免疫治疗,又称先天免疫或固有免疫,指机体先天具有的正常的生理防御功能,对各种不同的病原微生物和异物的入侵都能做出相应的免疫应答。临床上常用卡介菌多糖核酸注射液隔天肌肉注射,或转移因子每周两次皮下注射。其他还包括疫苗等生物制品抑制变应原反应。

哮喘治疗有哪些误区

哮喘治疗目前仍然存在不少问题,需要引起医护人员和患者的注意,主要包括以下七大误区。

1. 误区一:起病就用抗生素

一些患者认为哮喘发病是因为感染引起的,所以起病就要用抗生素。其实,哮喘发作是由多种因素诱发,其中细菌感染只占极少部分,即使在感染因素中,病毒感染也占大部分。因此大多数患者不需要使用抗生素,因为抗生素只能起到抗细菌感染的作用,不能消除支气管黏膜的变态反应性炎症,不能解决哮喘的根本问题。

2. 误区二:症状控制后,就不用继续治疗

一些患者非常重视哮喘发作期治疗,但病情一旦好转,就放松诊治,忽视或不重视缓解期治疗。这往往会造成哮喘反复发作,久治不愈,严重者发展成为肺气肿、肺心病而失去劳动能力。一旦哮喘被控制,应至少维持吸入治疗3~6个月,然后请医生根据情况制订下一步治疗方案。只有在血液指标和肺功能指标基本正常,足够的疗程和医师的建议下方可减药直至停药。

3. 误区三:使用激素会产生副作用与依赖

糖皮质激素是目前最有效的消除气道非特异性炎症药物。

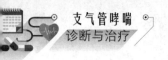

很多患者一听说激素就非常排斥,生怕副作用或者激素依赖。其实,目前治疗哮喘都是新一代吸入类激素,基本没有全身副作用。在急性发作时,短程的静脉或口服糖皮质激素治疗也是非常重要的,效果确切、可靠,基本上不会出现明显副作用。当然长期较大剂量全身使用激素要尽可能避免。

4. **误区四:哮喘不用治,长大后会自愈**

确实有一些儿童哮喘过了青春期就不发了,但"儿童哮喘不需要治疗,长大后会自愈"是错误的认识。因为儿童的免疫系统尚未完全发育成熟,随着年龄增长,其免疫系统发育逐渐完善,治愈机会就越来越小。因此,哮喘患儿更应得到积极而合理的治疗,不能消极等待,否则就会错过最佳治疗时机。即使进入青春期仍未治愈,病情也会由于儿童期的积极治疗而大为好转。

5. **误区五:缺乏系统治疗**

许多患者在哮喘症状严重的时候,自行加药,觉得症状缓解了,又自行减药。其实这样存在很大的隐患,有些支气管扩张剂有副作用,如果患者自行加药,可能会引发恶心、呕吐等副作用;假如长期大量应用激素,可能引起骨质疏松等并发症。所以,哮喘的治疗必须在医生指导下系统用药,采取正确的治疗方法。

6. **误区六:急于求成**

有的哮喘患者急于求成,到处寻找根治哮喘的"灵丹妙药",不仅花了许多冤枉钱,还耽误了正规治疗。不少患者等到出现了阻塞性肺气肿或慢性肺心病等严重并发症时,才到正规医院找专科医生,此时治疗效果比早期就进行诊疗的效果差很多。

哮喘早期就应前往医院进行正规治疗。

7. 误区七：体育锻炼会加重哮喘

一些患者哮喘因为担心哮喘发作而不敢参加体育锻炼。其实，适当的体育锻炼可以提高患者的肺功能和机体抵抗力。大多数哮喘患者在没有发病的时候都能承受一些中等强度的运动，如游泳、自行车、有氧健身操、散步、慢跑、排球、板球，或者体操和摔跤等。当然，对于哮喘患者，运动前后一定要注意以下几点：运动前，要注意做好充分的热身运动；运动后，让机体慢慢降温；冬天最好进行室内运动；如果有过敏症，在花粉季节和空气污染严重的时候要尽量避免户外的运动。

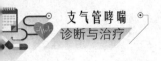

哮喘的日常管理和预防

什么是《全球哮喘防治创议》

　　哮喘是世界范围内极常见的慢性疾病之一,也是导致死亡的重要原因之一。研究表明,全世界至少有 3 亿多哮喘患者,近二十年来哮喘患者的数量在逐年增加,据近期我国大样本研究显示,我国哮喘患者约 4 570 万,发病率约 4.2%。哮喘已成为严重的公共卫生问题,因而引起了世界各国的极大关注。为此,在 1993 年,美国国立心肺血液研究所与世界卫生组织合作起草了全球哮喘管理和预防策略的报告,推出《全球哮喘防治创议》(global initiative for asthma, GINA),并成立 GINA 专家组。1994 年专家组发表 GINA 系列丛书,成为哮喘领域的"圣经",此后几乎每年持续更新。GINA 制定的目标是提高哮喘作为一个全球性公共卫生问题的认知,提供诊断和治疗哮喘的关键性建议,为不同健康需求、不同健康服务机构和卫生资源提供相应的策略,为全社会指明具有特殊意义的研究领域。自GINA 问世以来,对提高全球哮喘防治水平发挥了巨大的推动作用。GINA 方案的主要内容包括:对哮喘的新认识,怎么诊断哮喘,怎么样控制哮喘,哮喘的管理和患者的教育。目前 NIH 有专门的网站公布 GINA 的内容,网址是 www.ginasthma.com,大家可以上网查看。

你知道世界哮喘日吗

世界防治哮喘日是由世界卫生组织推出的一个让人们加强对哮喘病现状的了解,增强患者及公众对该疾病防治和管理的纪念活动。1998 年 12 月 11 日,在西班牙巴塞罗那举行的第二届世界哮喘会议开幕式上,全球哮喘病防治创议委员会与欧洲呼吸学会代表世界卫生组织提出了开展世界哮喘日活动,并将当天作为第一个世界哮喘日。从 2000 年起,每年都有相关的活动举行,但此后的世界哮喘日改为每年 5 月的第一个周二。世界哮喘日的宗旨是:使人们意识到哮喘是一个全球性的健康问题,宣传已经取得的科技进步,并促使公众和有关当局参与实施有效的管理方法。设立世界哮喘日意义在于:①引起全社会对哮喘这一全球性健康问题的关注;②交流哮喘治疗方法和患者宣教领域的新进展;③使哮喘管理方案能够得到充分有效的实施。

哮喘患者应记录的内容——哮喘日记

由于哮喘的确切病因和发病机制尚未完全明了,目前也尚无根治的方法。但能够肯定的是哮喘是一种慢性气道炎症疾病,需要长期规范治疗方能控制。此外,不同患者的病情也不

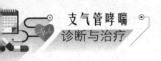

尽相同,需要针对自身情况进行个性化治疗。这就需要哮喘患者在日常生活中认真记好哮喘日记,时刻了解自身病情,以便于配合医生及时调整治疗方案,让治疗效果最大化。记录日记卡的目的是提供给医生作为判断哮喘严重程度、治疗反应的客观指标,为哮喘的个性化治疗提供依据,设施完整的医院都会给哮喘患者建立日记卡。哮喘患者应每天认真记录哮喘日记,适时进行总结以便更加清晰了解自身病情,发现症状加重及症状发生改变时应及时就医。每次复诊都要带好哮喘日记,让医生清楚了解疾病演变,从而根据病情变化及时调整治疗方案。

在记哮喘日记前,患者需要准备一个峰流速仪(一般医疗器械店或药店都可买到,购买时注意区分儿童用型和成人用型);记录哮喘日记包括每日的症状、峰流速、药物名称及使用次数,具体见表8。

表8　哮喘周记表格形式

哮喘周记

记录您一周的哮喘症状、峰流量及服药量

姓名	
周数	

症　状

如有出现下列症状,请在相应的空格内打钩													
	星期一		星期二		星期三		星期四		星期五		星期六		星期日
	日	夜	日	夜	日	夜	日	夜	日	夜	日	夜	日	夜
咳　嗽														
喘　息														
呼吸问题														

峰流速

请在相应的空格内记录最大峰流量值													
星期一		星期二		星期三		星期四		星期五		星期六		星期日	
日	夜	日	夜	日	夜	日	夜	日	夜	日	夜	日	夜

药 物

请记录每日所用药物名称及用药次数							
药名	星期一	星期二	星期三	星期四	星期五	星期六	星期日

为什么哮喘患者与医生之间需要建立长期的伙伴关系

哮喘是一种慢性气道炎症性疾病,虽然目前已有许多抗炎、舒张支气管类药物可用于哮喘,但至今哮喘的病因仍未明确,尚无法根治,哮喘的治疗和预防是一场持久战。

部分哮喘患者因不了解,对于未来悲观失望、丧失信心,只

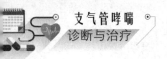

有和医生多交流，了解哮喘并不是不可控制的，才能战胜心魔。还有部分哮喘患者麻痹轻敌，忽视认真的防治，这样危害更大，自行停用药物导致哮喘反复发作可能导致呼吸道不可逆的损伤，不规律的用药或反复接触过敏原可能导致难治性哮喘。只有持之以恒，长期坚持合理治疗才能有效地控制哮喘症状，而临时抱佛脚是靠不住的。

　　防治哮喘是需要医生与患者共同参与的一项系统工程，这个过程中需要双方互相理解、互相信任、互相配合。医生将治疗和管理疾病的方法教授给患者，患者需要将治疗过程中遇到的问题告诉医生，医患双方共同来制订长期的治疗方案，才能有效控制哮喘。特别是在制订针对自身的个性化方案过程中，更加需要医生和患者相互配合和沟通，如此才能找到一个最佳的哮喘治疗方案。而在治疗过程中，要注意持之以恒，切勿急于求成、仓促停药，否则容易引起哮喘再次发作，治疗又要从头开始，得不偿失，因此患者必须在医生指导下逐渐减量直至停药。随着时代的进步，哮喘病的诊疗不断有新技术、新药物出现。与医生建立了长期的伙伴关系后，医生可不断介绍这些内容，使得哮喘患者的治疗不断更新。患者和医生建立伙伴关系，有助于创造一个良好的心理环境，减轻患者对疾病或治疗用药的恐惧，增强患者战胜疾病的信心。

什么是哮喘的三级预防

　　在疾病的病前（易感期）、病中（发病前期）和病后（发病期和转归期)各个阶段采取相应预防措施称为三级预防。三级预防是预防医学工作的基本原则与核心策略。由于我国医疗资源匮乏并且分布不均,国民的依从性差,对哮喘的认知度不够,我国哮喘患者的预防控制结果令人担忧。未控制的支气管哮喘严重影响了这个群体的正常生活,也渐渐影响到社会的健康发展,进行支气管哮喘的宣教对预防和控制支气管哮喘尤为重要。哮喘是一种可以预防的疾病,对于哮喘的预防可以分为三级。

(1) 一级预防(primary prevention):也称为病因预防,是指在接触哮喘诱发因素或哮喘发生之前就采取预防措施,来防止易感个体发生哮喘。预防的重点对象是围生儿和婴幼儿,但是目前由于观念和条件的限制,普及实施并不理想。

(2) 二级预防(secondary prevention):是指在哮喘的临床前期早发现、早诊断、早治疗,即接触过敏原后、哮喘发作之前进行的预防措施。如患有湿疹的婴幼儿,多属于过敏体质,发展为哮喘的可能性较大,对这些婴儿可使用 H1 受体拮抗剂等药物,预防未来哮喘的发作。二级预防可以明显地降低哮喘的发生率,减轻病情的严重程度。

(3) 三级预防(tertiary prevention):是指在已经确诊哮喘后进行的积极治疗,以及尽量避免接触变应原的预防性措施,以防止哮喘症状恶化。目前三级预防受到医疗机构及患者本人的普遍重视。哮喘常见的诱发因素很多,如各种食物、花粉、尘螨、刺激性气体、烟雾、药物、呼吸道感染、冷空气、运动及精神因素等,有的哮喘患者可能只对其中的一种因素敏感,也有部分患者对其中的多种因素敏感,因此,很难做到完全避免。

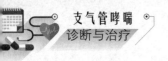

如何避免接触常见的变应原和污染物

避免接触常见的变应原和污染物是预防哮喘发作、减少药物需求的有效措施。具体变应原和污染物如下。

(1) 呼吸道感染患者的飞沫：飞沫中可能带有细菌、病毒、支原体等，近距离吸入可能导致哮喘急性发作，在呼吸道感染病高发季节外出或接触呼吸道感染患者时戴口罩、勤洗手，可有效预防。

(2) 室内变应原：包括尘螨、动物毛发、霉菌、蟑螂等。尘螨过敏建议可每周用热水洗涤床单和毯子，用烘干机干燥或在太阳下晒干，枕头和垫子加上密封罩，可能的话，使用带过滤器的除尘器，用杀螨剂或鞣酸杀灭螨虫，但需确保做这些处理时患者不在家中。动物毛发过敏最直接的方式是不养宠物，或动物不要留在家中，至少不要留在卧室，可能的话可使用空气过滤器。室内霉菌过敏需降低室内的湿度，经常清洁潮湿的地方。蟑螂过敏需经常彻底清扫房屋，使用杀虫气雾剂，但需确保使用气雾剂时患者不在家中。

(3) 室外变应原：包括花粉、草粉、霉菌等。室外变应原过敏可通过关闭门窗，远离植物茂盛的地带预防。

(4) 职业性变应原：包括油漆、饲料、活性染料等，如明确后需远离过敏原。

(5) 食物：包括鱼虾蟹类、牛奶等，如明确后禁止食用含过敏原的食物。

(6) 药物:阿司匹林、抗生素等,如明确后禁止使用。对于抗生素过敏史需谨慎记录,并填写具体过敏反应临床表现,在重症感染无可替代药物时,对于过敏不明确或过敏反应轻的患者可行皮试进一步确认。

(7) 非变应原因素:寒冷、运动、精神紧张、焦虑、过劳、烟雾(包括香烟、厨房油烟、空气污染等),刺激食物等。哮喘患者应注意保暖,避免寒冷、吸入冷空气;运动虽是哮喘的诱因,但是仅在哮喘未控制或部分控制时不建议剧烈运动,哮喘控制良好的患者可以进行体力活动,可在运动时备用万托林、布地奈德吸入剂等药物预防急性发作,信必可、舒利迭等糖皮质激素,β受体激动剂亦可临时加吸作为预防急性发作药物;哮喘患者应尽量避免精神紧张、焦虑、过劳,避免接触香烟、厨房油烟,空气污染等。

如何预防呼吸道感染诱发的哮喘

众所周知,上、下呼吸道感染可诱发哮喘,所以哮喘患者需积极预防呼吸道感染。可以通过下列措施预防呼吸道感染。

(1) 每天定时开窗通风:注意保持室内空气流通,降低室内病原体的密度。

(2) 多增加户外活动:在天气允许的情况下,适当到户外活动,进行日光浴,增强体质。

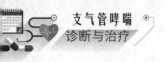

（3）保证饮食的营养均衡。

（4）避免接触感染源：接触呼吸道感染患者需戴口罩，勤洗手，如发生了呼吸道感染，应进行对症治疗。

如何预防哮喘夜间发作

哮喘发作常发生在夜间，夜间患者一般处于平卧位，肺部扩张受到限制，患者容易出现胸闷、呼吸困难的症状，另外，夜间迷走神经兴奋性提高亦可能诱发哮喘患者气道平滑肌收缩，导致哮喘发作。夜间发作比较频繁的哮喘患者可在夜间应用酮替芬、孟鲁司特等抗过敏药物，也可睡前加用氨茶碱缓释制剂控制夜间的哮喘。

伴有胃食管反流的哮喘患者常会在夜间平卧休息时出现胃部烧灼感，夜间醒来后口中有酸味或苦味，并可能由于胃食管反流而导致哮喘发作，这时应在夜间半卧休息，加服抑酸抗反流的药物以控制反流引起的哮喘。

有的患者在白天接触到变应原后，机体产生过敏反应，症状常在夜间发作。还有些患者对床褥上的皮屑、尘螨，被子或枕头内的蚕丝、羽绒过敏，因此在夜间睡眠中哮喘发作。对于这类患者应对于已知或可能的变应原避免接触，对床上用品应注意清洁，勤换床单和枕套，不要使用羽绒或蚕丝作为填充物的枕头和被子，应尽量使用棉质的床上用品。

影响哮喘预后的因素有哪些

影响哮喘患者预后的因素很多,具体如下。

(1) 一般说来,起病年龄越小,病情越容易反复,预后也会越差。

(2) 具有过敏性病史和家族史,包括过敏性鼻炎、皮肤湿疹、荨麻疹、对食物或药物过敏者,治疗相对困难,预后较差;病情严重、反复发作或迁延不愈的患者预后也不好。

(3) 对糖皮质激素产生依赖或抵抗的哮喘患者,应用激素治疗疗效差,预后不佳。

(4) 儿童期发生哮喘,青春期病情缓解,但待到成年时期病情反复者,预后较差。

(5) 依从性差的患者不能严格遵从医生的医嘱进行规范治疗,其预后较能配合规范治疗的哮喘患者差。

(6) 伴有合并症的哮喘患者较没有发生并发症的患者预后差。

反之,哮喘患者病程越短,症状越轻微,病情控制越平稳,对药物的依从性和反应性越好,并发症越少,预后也就越佳。

哮喘患者春秋季节有什么注意事项

春秋两季是哮喘的高发季节,哮喘患者的就诊率也会明显

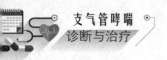
升高。主要原因在于：①春秋两季的湿度和温度适合螨虫和真菌的生长繁殖，这两者恰恰是哮喘的重要过敏原；②春秋两季空气中存在大量的花粉，也会引发哮喘发作；春秋两季天气变化大，气温忽冷忽热，也容易刺激气道诱发哮喘。因此哮喘患者，特别是有季节性发作规律的患者，在这两个高发季节需要做好预防工作，主要注意下列事项。

（1）减少过敏原接触：避免或减少花粉、烟雾、动物皮毛的吸入；屋内避免饲养虫草；洗涤衣物和被褥，灭杀尘螨。

（2）注意保暖，不要骤然接触冷空气；流感季节注射流感疫苗；避免情绪激动，保持良好的心态。

（3）在哮喘发病季节之前使用白三烯受体拮抗剂或糖皮质激素吸入来预防。

哮喘患者夏季有什么注意事项

一般认为夏季是哮喘患者发作相对较少的季节，但应注意室内外的温差问题。一旦从温度较高的室外进入开了空调的室内，由于冷空气的刺激，也会诱发哮喘。此外，高温季节由于突然降温或吹空调的原因，容易出现感冒，进而使哮喘发作。因此，炎炎酷暑的夏季，使用空调要注意室内外的温差最好不要过大，也不要正对着空调的出风口。在外面满头大汗的回到家里，不要立刻进入空调房间，更不能打开冰箱拿起冷饮就喝。可以先用毛巾将身上的汗水揩干，喝一些温开水，待情绪稳定后再享受空调。对哮喘患儿应该加强教育和管理,尽量少吃和不吃冷饮。空调房间每天都要彻底清扫,定时开窗换气。

哮喘患者冬季有什么注意事项

每年冬季来临,哮喘的发病率也会有所增加。主要原因在于寒冷,上呼吸道感染的概率增加,诱发哮喘。因此入冬时节,特别是天气变化的时候,哮喘患者要加强保暖,避免感冒。专家们分析发现,儿童哮喘发病的主要诱因是呼吸道感染(占94.6%),其次才是各种过敏,而冬季是小儿呼吸道感染的高发季节。专家建议,哮喘儿童可以进行耐寒锻炼,但应该从夏季开始就有计划、有步骤地进行耐寒锻炼,以增加机体耐寒冷的适应能力,预防哮喘发作。具体措施包括有计划地少穿衣服,适当地接触冷水,每日进行晨跑等。不过,这一过程要循序渐进,以不引起儿童过度寒冷为度。经耐寒锻炼的哮喘儿童,冬季哮喘发作的次数会减少。

哮喘患者的衣着有哪些要求

我们日常生活必不可少的衣物也可能会成为诱发哮喘的过敏原。特别是一些羽绒服、毛皮等材料制成的衣服,更加容易引起哮喘发作。因此,哮喘患者在总结每次急性发作的原因时,要注

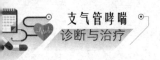
意是否和衣物有关。如果每次一穿上某种衣服,哮喘立刻发作,那以后就应该避免穿戴此类衣物。一般来说,哮喘患者的内衣以纯棉织品为宜,要求光滑、柔软,不宜过紧,衣领亦应宽舒为好。引起哮喘发作的过敏原尘螨也可寄生于衣物之中,因此哮喘患者洗衣服时,可以先用开水烫死螨虫,不宜用开水清洗的衣物则可选用含杀螨虫活性成分的洗衣剂处理。此外,在季节交替和天气变化时,哮喘患者要注意及时增添衣物和被褥,防止受凉感冒,诱发哮喘。

哮喘患者对居住环境有什么要求

哮喘患者的居住环境一般包括住宅周围大环境及室内小环境两方面。大环境中最重要的就是空气质量,污染较重的空气中诱发因素较多,故哮喘患者应尽量避开交通及工业污染等污染较重的区域作为自己的居住环境。此外室内小环境方面需要注意以下几点。

(1) 家中不要养猫、狗、兔、鸽子等,更不让这些动物进入哮喘患者的卧室。

(2) 不要用香味浓烈的化妆品,一切有浓烈异味的化学物质如油漆、汽油、杀虫剂等都不宜使用。

(3) 不要让患者拆棉衣棉被或毛线衣裤。

(4) 选择向阳的居室,室内保持清洁通风干燥。

(5) 合理使用空调,现在家里普遍安装空调,使用空调可以过滤空气、调节室内的温度及湿度、有利于防止尘螨滋生、降低室内变应原的浓度，从一定程度上减少哮喘的发作，但这其中也存在诸多问题，比如温度调节过低易导致受凉感冒，长时间连续使用而没有开门窗通风换气导致室内空气质量下降；同时空调保养清洁不好（如滤尘网），反而会造成室内空气质量的下降。这些不利因素同样会导致哮喘的发生发作。

哮喘患者打扫家居环境时的注意事项有哪些

居家环境中的卧室及客厅是居家生活中活动时间最长的地方，也是尘螨生长的主要场所，如果能改善居家环境就能使过敏症状明显减轻。可以采取下列措施防止过敏原入侵。

（1）避免铺设地毯：地毯的毛隙间及里侧是尘螨的温床，需定期喷洒除螨剂。化学纤维地毯要比毛料地毯好一些，木制地板更好，因为尘螨无法存活。

（2）少用窗帘布和布沙发：以转动式百叶窗或塑料遮板代替。若必须使用窗帘，应常清洗，不要选择太厚重的窗帘布。可以以木制品、皮革制品或塑料制品代替填充式布制家具。

（3）选择可洗涤的填充式玩具：每周以60℃以上的热水洗1次，或封进塑料袋放冰箱每周冷冻24小时以上，还可以用吸尘器将玩具清理干净，最好放在橱柜中或附盖的箱子里。

（4）简化居家环境布置：尽量不要摆放植物与过多书籍，避免积尘，特别是对花粉、霉菌过敏的人更应注意。

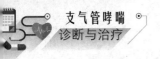
（5）避免堆积灰尘，戴口罩打扫卫生：衣物应放在衣柜中，并关好柜门。打扫卫生时戴口罩可减少飘浮灰尘的吸入。

（6）床铺不积尘：不要使用弹簧软底的床，木板床底较佳。上下铺床铺容易积尘，灰尘也容易落到下铺。

（7）高温洗涤：一般的床单、被套、枕头套要常以高温洗涤（55℃以上最佳），并让卧室多通风，多晒太阳。

（8）勿使用羽毛或羽绒制寝具：改用棉制品或化学纤维制品。化学纤维材质的寝具可常洗，缺点是不舒适，棉制品需以质地细致的床套、被套包裹。

控制尘螨水平对预防哮喘发作有何意义

我们控制尘螨过敏原的目的是要过敏原的暴露降低到危险水平以下，而不是让其降至零。对于过敏患者来说，只有接触过敏原达到一定程度时才会发作，故将尘螨过敏原水平降低到危险程度以下是非常重要的。过敏原接触到过敏症状的发作是一个逐渐累加的过程，环境控制有助于避开足够多的过敏原，从而减少过敏症状的出现。

过敏患者无论对一种或几种物质过敏，成功地避开哪怕其中的一种都是有意义。如被诊断为尘螨过敏，就应该采取有效措施去避开尘螨过敏原，尤其是儿童，尘螨在哮喘的发生中发挥着重要作用，所以必须降低尘螨过敏原的接触水平，而避免诱发哮喘。

哮喘患者外出应该注意什么

　　哮喘患者在外出旅游时,由于劳累,身体抵抗力下降,容易出现各种感染,在旅游中会接触到交通工具上发动机产生的油烟、飞机上的气压变化、嘈杂环境、污浊空气,以及花粉、树木等各种过敏原,都有可能造成哮喘的发作。因此,对于支气管哮喘患者来说,旅游前要到医院进行一次体检,了解自己的身体状况是否适合旅游,如果患者处于不稳定期,那么就要放弃旅游。同时还要事先了解旅游目的地的情况,花粉过敏者要注意是否会接触花粉和树木,运动性哮喘要注意是否需要剧烈运动,食物过敏者要注意当地饮食是否适合自己,另外还要注意当地天气情况和空气质量。只要做好充分的准备,旅游的时候有人陪同,带好治疗哮喘的药物及应对哮喘急性发作的药物,旅游途中再多加注意,就能防止外出旅游时哮喘急性发作。

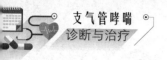

特殊类型哮喘

什么是儿童哮喘

儿童哮喘是一种严重危害儿童身体健康的常见呼吸道疾病,主要表现为反复发作性咳嗽、喘鸣和呼吸困难,并伴有气道高反应性,夜间和清晨较为明显。其发病机制和成人哮喘一样,都属于慢性气道炎症性疾病,和气道反应性增高有关。儿童哮喘可自行缓解或经治疗后缓解,但若不及时治疗或治疗不当可能导致哮喘迁延不愈,使患儿肺功能受损,严重影响儿童的身心健康及生长发育;严重哮喘发作,甚至可以致命。

儿童哮喘与烟草有什么关系

儿童罹患哮喘的原因非常复杂,众多研究表明,香烟烟雾会增加儿童患哮喘的可能性,也会导致儿童哮喘反复发作。儿童室内被动吸烟、儿童父母主动和被动吸烟均是儿童哮喘发作的危险因素,尤其是二手烟暴露量越高,儿童发生哮喘症状的风险越高。烟草和儿童哮喘的关系如下。

（1）香烟烟雾直接导致肺部炎症和损伤:烟草中含有的焦

油、尼古丁、一氧化碳等有毒物质,直接刺激呼吸道导致气道损伤,支气管分泌物增加和纤毛保护功能受损,从而导致呼吸道的保护屏障功能削弱,极易引起各种致病菌的入侵。研究表明有被动吸烟史的儿童,更加容易发生呼吸道反复感染,这是诱发儿童哮喘的重要原因之一。

(2) 香烟烟雾对细胞因子的影响:烟草中含有上千种毒性物质,其对呼吸道上皮细胞的直接作用导致各类促炎因子和趋化因子的释放增加,从而导致细胞通透性增加,黏膜清除功能受损。它通过改变人体内干扰素-γ、肿瘤坏死因子-β及各种白细胞介素等细胞因子的正常水平,破坏 Th1/Th2 免疫系统的平衡,从而诱发哮喘患者气道炎症的发生和发展,引起气道结构破坏和重塑。

(3) 香烟烟雾暴露加重儿童哮喘患者的肺功能减退:香烟烟雾中的尼古丁在妊娠早期可以通过上调胎儿早期肺和脑中烟碱型乙酰胆碱受体的表达来改变正常的肺部发育,导致胚胎干细胞向成纤维细胞的分化增加,使肺生长发育和肺泡发育受损,最终导致新生儿肺功能降低的风险增加。

(4) 香烟烟雾对儿童的影响:被动吸烟的儿童容易罹患支气管炎及肺炎,同时可诱发和加重婴幼儿哮喘,而且成年后患哮喘的风险也会升高。此外,烟草烟雾可导致室内颗粒物浓度的增加,多以小颗粒为主,其与儿童哮喘的患病率呈正相关,并导致哮喘患儿的症状恶化及就诊频率增加。

哮喘儿童的家长,在孩子面前吸烟或者在门窗紧闭的室内吸烟,都会让孩子吸入二手烟,这对孩子的肺部及支气管产生严

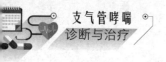

重的损害,使得孩子的哮喘反复发作,甚至对孩子的生长发育产生一定的影响。因此为了哮喘患儿的健康着想,家长一定要戒烟。

儿童哮喘的患病率如何

支气管哮喘是儿童常见的慢性呼吸道疾病之一,不同地区和种族的患病率有很大差别,发达国家通常高于发展中国家,城市高于农村,沿海地区高于内陆地区。据 2015 年资料统计,全球哮喘患病率为 16.4%,相比 1990 年增加了 7.4%。1990 年我国 0～14 岁儿童中哮喘平均发病率为 1.09%,2000 年迅速上升至 1.97%。2010 年在全国第三次儿童普查中进行的调查显示,儿童哮喘的发病率已高达 3.02%,在 10 年前的基础上上升了 50% 左右,到目前为止,儿童哮喘的发病仍有明显逐年上升趋势,因此有必要引起家长和儿童工作者广泛的重视。儿童哮喘的早期确诊及规范化治疗对预后至关重要。

儿童哮喘发病的高危因素有哪些

调查发现儿童哮喘的患病与众多因素有关,常见如下。

(1) 罹患湿疹、鼻炎等过敏性疾病及有家族哮喘病史的儿童,其哮喘的发生率明显高于正常儿童,说明既往的过敏病史及家族史对儿童哮喘有明显的影响。

（2）儿童哮喘的患病有城乡差异的特点，城市儿童哮喘的患病率远高于郊区，郊区相对干净的生活环境，减少了周围环境过敏原的接触，从而降低儿童哮喘的发病率。

（3）独生子女哮喘的患病率要高于非独生子女，考虑原因是多子女家庭中长子给年幼孩子带来的感染有降低过敏概率的可能。

（4）儿童生活的家庭环境对哮喘的患病率也有一定影响。铺装实木、复合地板的家庭儿童罹患哮喘的概率低于毛坯地家庭的儿童。此外家庭装潢材料中的化学物质、室内尘螨的滋生是诱发儿童哮喘重要的过敏原，在此环境中生活的儿童哮喘的患病率也明显升高。

（5）目前有研究表明，肥胖或超重也是儿童哮喘的重要危险因素之一，近1/4的儿童哮喘与肥胖有关，可能是因为过多的脂肪堆积，引起呼吸道狭窄，从而导致哮喘。

儿童哮喘的发病有什么特点

儿童哮喘主要与患儿体质、呼吸道感染和环境因素相关，哮喘发作时表现为支气管平滑肌痉挛性收缩，支气管黏膜充血水肿及黏液分泌增多，最终导致儿童支气管管腔狭窄。儿童哮喘的发病有如下特点。

（1）相对于成年人哮喘而言，儿童哮喘在发病年龄方面具有

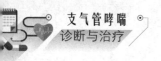

显著的特点,高发年龄为 1～6 岁,多在 3 岁以下第一次发病,学龄期后逐渐下降,其中多以冬季高发。

(2)通常有家族和个人过敏史,父母患有哮喘、过敏性鼻炎的儿童有明显的遗传易感性,患哮喘的可能性比较大,首次发病的年龄也比较早。

(3)儿童哮喘常由花粉、粉尘、螨虫、羽毛、塑料、牛奶、鸡蛋、鱼虾、阿司匹林、青霉素等过敏原所引起,冷空气或剧烈运动等也可以成为发作的重要诱因。

(4)儿童哮喘临床上主要表现为咳嗽、呼气性呼吸困难,可闻及喉部高调的喘鸣音,伴有流泪及打喷嚏。症状可以短期内出现,可迅速自行缓解或经休息、脱离变应原、平喘治疗后缓解。症状经常是在夜间突然发作,而白天症状相对较轻。病情严重的儿童可出现面色苍白、四肢末端发绀等缺氧症状,甚至导致呼吸衰竭而危及生命。

(5)病情常常反复发作,抗生素治疗多不能缓解病情,多数患儿至青春期时可自愈,但也有人终身患病。

儿童哮喘反复发作有什么后果

哮喘是一种需要长期治疗的慢性疾病,在儿童哮喘的治疗过程中,由于过敏原难以消除,或者因为某些药物的使用不当等,导致哮喘反复发作,可产生一系列后果,常可使病情加重,不易控制。

（1）儿童哮喘反复发作易导致机体的长期慢性缺氧，严重影响到儿童各组织的正常代谢，延缓生长发育过程，使儿童的生活质量下降。

（2）哮喘因症状反复发作，不可避免长期口服或静脉应用糖皮质激素，导致激素抑制下丘脑-垂体-肾上腺皮质轴，从而使生长激素等分泌受到影响，延缓骨骼等系统的发育。

（3）哮喘的反复发作使儿童自身会产生自卑内向的性格，对其以后的成长不利。

（4）儿童哮喘慢性发作易影响到患儿营养物质的摄取，同时容易对某些食物过敏，造成患儿拒绝食用与此有关的食物，最终导致患儿出现不同程度的营养不良。

（5）哮喘急性发作期间可导致呼吸道分泌物增加，致使感染难以控制，从而使全身多个系统受到不同程度的影响。

儿童过敏是怎样形成的

儿童过敏是机体受抗原性物质（如花粉、食物、粉尘、药物等）刺激后，引起全身异常的免疫反应，严重危害着儿童的健康，常见的疾病有过敏性皮肤病、过敏性哮喘和过敏性鼻炎等。

儿童时期过敏症状呈逐渐发展的趋势，某种过敏表现在某个阶段出现的概率较高：新生儿早期主要以湿疹和食物过敏为主；2～3岁时表现为支气管哮喘的症状逐渐增多；到学龄前儿童，过敏性鼻炎的表现则越来越显著。

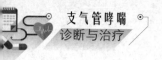

儿童常见的过敏症状表现有哪些

　　过敏反应是指已免疫的机体再次接触相同物质刺激时所发生的免疫反应,其发作迅速、反应强烈,但消退较快,多伴有遗传倾向。临床表现存在个体差异,多累及皮肤、鼻腔、呼吸系统及胃肠道。

　　(1)皮肤:多表现为皮肤瘙痒、皮肤红疹及湿疹等,皮肤过敏在婴幼儿早期较为常见。

　　(2)鼻腔:表现为鼻塞、鼻痒、打喷嚏及流鼻涕等鼻炎症状。

　　(3)呼吸系统:多以顽固性咳嗽、喘息及胸闷等支气管哮喘症状为主。

　　(4)胃肠道:多表现为腹泻、腹痛、呕吐及便秘。

怎样确定孩子是否过敏

　　现在儿童过敏的发生率越来越高,给孩子带来的危害也越来越大,那么年轻的父母如何根据孩子的表现来判断是否可能过敏呢?

　　如果发现孩子有以下情况,应尽早带孩子到医院进行检查及治疗,以免耽误病情,给孩子带来不必要的痛苦。

　　(1)儿童有过敏疾病家族史,幼时有皮炎的反复发作。

（2）慢性咳嗽症状，夜间及晨起时特别明显，感冒发作时可伴有喘鸣。

（3）时常感觉鼻痒、眼痒，伴有鼻塞、连续打喷嚏。

（4）运动后或饮食冰冷食物后会剧烈咳嗽。

（5）皮肤出现固定的痒疹，冬天或夏天流汗时瘙痒明显。

如何知道孩子是否患有过敏性哮喘

儿童时期罹患哮喘的概率很高，多数于冷热交替的时候发病，因此患儿家长应引起足够的重视，尤其是遇到以下情况时需考虑孩子患有哮喘的可能。

（1）持续性或间歇性咳嗽，口服普通止咳药物无缓解。

（2）喘鸣，患儿呼气时可以听到喉部发出"吱吱"的声音。

（3）呼吸急促或气短，患儿运动或不运动时均可出现。

（4）容易疲劳，患儿可表现为不想玩耍或活动时减慢速度。

如果怀疑孩子患有过敏性哮喘，应及时到医院就诊，咨询医生详细了解孩子病情，及早给予治疗，避免并发症的发生。

如何对过敏儿童进行家庭护理

儿童过敏的表现形式多种多样，其中主要以食物过敏为主，所表现的症状也不尽相同，因此需要家长仔细观察，做好家庭护

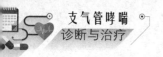

理,从而避免过敏的发生。

(1) 设法找出孩子的过敏原并避免接触,若出现过敏症状加重,应及时就诊,以免延误病情。

(2) 注意保护患儿周围环境,空气适度流通,避免呼吸有毒物质。

(3) 生活保持规律,适当运动,增强体质,但避免剧烈运动,少吃冰冷食物,积极治疗各种内脏疾病。

(4) 饮食方面以清淡为主,调味料及添加剂尽量少用,多吃新鲜蔬菜、水果及豆类食物,补充营养,减少过敏的发生。

如何降低儿童哮喘的患病率

由于儿童哮喘病因复杂,病程时间长,是一种慢性炎症性疾病,目前尚无根治方法,但通过采取有效的防治措施,完全可以正常生活学习。患儿及家长需配合哮喘管理计划,与医生建立合作伙伴关系。医生制订哮喘管理的个性化医疗计划,并提供定期随访保健。只有通过上述综合管理诊治,才能有效控制儿童哮喘。

(1) 避免接触诱发哮喘的过敏原。家长尽量减哮喘儿童周围环境中的致敏物质,如保持室内定期开窗通风,床单、被褥经常清洗,家中不种养花草及收养宠物,不要带孩子去人多、空气污染严重的场所等,尽量控制哮喘的触发因素。

(2) 加强体质锻炼,积极预防呼吸道感染,促进哮喘儿童的新陈代谢,提高机体对环境的适应性和耐受力。

(3) 注意加强营养,补充足够的蛋白质、维生素、微量元素,保持哮喘患儿的膳食均衡,同时防止患儿过度疲劳,要保证充足的睡眠,减少发病的机会。

(4) 保持良好的情绪对儿童哮喘的治疗同样重要。情绪紧张及激动时易诱发哮喘,因此家长应有足够的耐心调节患儿的情绪状态,帮助其树立信心,争取早日康复。

儿童哮喘治疗中需要特别注意什么问题

儿童哮喘的治疗与成人哮喘的治疗有所不同,总的治疗原则要求抗变态反应性炎症治疗越早越好,要坚持长期、持续、规范、个性化治疗。急性发作期治疗的目的是快速缓解症状,临床缓解期治疗的目的是防止症状加重或反复。在治疗过程中要注意以下问题。

(1) 儿童气道的高致敏性:哮喘儿童的气道发育尚未完全成熟,对外界各种过敏原的刺激反应性较成人高,因此避免致敏原的刺激是防止儿童哮喘发作的首要措施。

(2) 患儿及家长的依从性:患儿的长期用药不同于成人,主要依赖于家长,家长对患儿哮喘的用药认识及配合程度,在某种程度上决定患儿能否达到预期治疗效果。因此对患儿家长的哮喘宣教也是儿童哮喘治疗的重要环节之一。必须告知家长,走出哮喘治疗的误区,避免哮喘症状暂时缓解后自行减量或突然

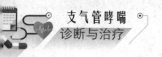

停药,造成病情的反跳,难以达到预期治疗效果。

（3）儿童用药低效率性:目前治疗哮喘公认的最有效手段是吸入治疗,儿童哮喘治疗中也推荐吸入疗法。但因儿童往往难以掌握正确的吸入方法,不能保证每次都吸入足够的剂量。因此医生应根据患儿的病情、年龄、吸入方法的配合性及家庭经济状况等多方面因素,选择最适合患儿的吸入装置。

（4）哮喘合并疾病的复杂性:70%～80%哮喘儿童同时患有过敏性鼻炎,部分患儿伴有鼻窦炎及胃食管反流疾病等,这些共存疾病可影响哮喘的控制,需同时进行积极有效的治疗,避免哮喘反复发作。

哮喘患儿日常生活中要注意哪些情况

引起儿童哮喘发作的过敏原很多,主要有螨虫、室内尘土、棉絮、霉菌、烟雾、花粉等。尘螨是引起儿童哮喘最常见的过敏原,尘螨主要以食人脱落的皮屑为生。屋内尘土、棉絮所含成分较复杂,主要为尘螨的碎屑、棉毛等微小纤维、颗粒及微生物等其他成分。如果在睡前穿脱衣裤、整理被褥时接触了其中的过敏原,就很容易引起哮喘发作。所以为了预防儿童哮喘发作,应勤洗被罩褥单、采用湿式清扫、制作拉锁式卧具、改善居室环境、通风防潮、提倡无烟环境、减少被动吸烟、室内不养花草和宠物。

尽量避免或减少呼吸道感染的机会,春季时呼吸道感染会明显增多,病原多为病毒、细菌、支原体等,这些病原体作为过敏原被人吸入后可直接诱发哮喘。而且反复感冒,哮喘症状会迁延不愈,因此天气变化时要预防呼吸道感染。此外,还应注意室内光照、通风问题,保持室内适宜的温度和湿度。加强营养,多喝热水,增强机体抵抗力。

此外,情绪因素、药物和食物都有可能引发儿童哮喘,因此适当限制过量的活动和运动,保持心态平静,用药和进食时多加注意,就有可能减少或减轻哮喘发作。

哮喘患儿对家居环境有什么要求

尘螨(图6)是最常见的室内变应原,同时与哮喘的发病关系密切,在幼年时吸入尘螨常是哮喘患者的首次发病原因。哮喘儿童绝大部分时间都会在室内度过,因此父母应为孩子创造一个良好的居住生活环境。尘螨多见于床垫、被子、沙发、地毯及一些软绒玩具中,尤其以动物皮毛所制的毛毯中多见。同时室内通风条件差、空间狭小、温度高和在室内吸烟时,尘螨变应原的水平一般较高,故应保持室内清洁,室内家具力求简单舒适,不

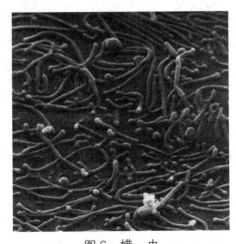

图6 螨 虫

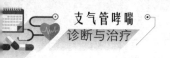

宜使用呢绒等原材料制作的地毯、沙发罩和窗帘等。窗帘一般选用质地轻，同时可以洗涤的布料，要经常换洗。地毯、壁毯、藤制品尽量不要使用。

卧室的尘土，尤其是卧具中的尘土含螨最多，对其清理至关重要。具体措施包括移去卧室中所有易积尘的物品，定期清扫卧室和每天通风，可进行洗涤的卧具如床罩、床单、被套和枕套等至少2周左右洗涤和烫洗1次。所洗物品在55℃以上的热水中浸泡10分钟即可杀死尘螨，100℃的热水不仅可以杀死活螨，还可使所有与尘螨有关的变应原变性，抗原性降低。虽然卧室是屋尘螨的主要滋生地，但客厅等处的地毯、沙发亦应每周吸尘1～2次，地毯也可配合杀螨剂处理。

做家务时应注意切勿在屋内抖动地毯、拍打任何绒面或帆布的家具（如窗帘、沙发罩等）及纺织品。这些均应以吸尘器彻底清理，尽量使用可更换集尘袋式的吸尘器，若是使用集尘袋重复使用的吸尘器，则应该在室外清理集尘袋，否则会使得尘埃飞扬，将过敏原播散在空气中。阳光同样可以杀死螨类，因此可经常在阳光下晾晒床上用品及其他轻质家具如地毯、持垫、窗帘等。

哮喘患儿家中为什么不建议铺地毯

地毯由动物毛、人造纤维或蚕丝等制成，哮喘儿童一旦接触这些容易引起过敏的物质会极易发病。此外地毯容易吸附粉尘和一些微小颗粒，难以完全清洗干净，很容易导致尘螨、细菌和真菌的滋生，而家长多以为地毯是干净的地方，从而使儿童与地毯的距离较近，不知不觉吸入较多的过敏原使哮喘发作，因此不建议哮喘患儿家中铺地毯。

哮喘患儿能正常上学吗

有些家长认为哮喘儿童不去上学，待在家里可以减少发作次数，其实不然。除哮喘发作的特殊情况外，患儿一般是可以正常上学的，这样能使患儿保持良好的精神状态，避免精神负担，对哮喘治疗也有一定好处。同时也要积极地与教师联系，主动介绍孩子的病情，以便在特殊情况下，得到老师的及时帮助。

哮喘患儿家中能养小动物吗

对于这一点不同医生有不同观点，但有一点是明确的，假如患儿对羽毛、皮毛过敏，则绝不应该在家里养小动物。小动物及其皮屑、毛发、唾液、粪便是强致敏原，即使现在不是患儿的致敏原，如果继续喂养随时可以成为患儿的致敏原，使哮喘加重，因此，不建议患儿家中养小动物。为证实发病是否与小动物有关，可将家里养的小动物（如猫、狗等）暂时送到别人家里喂养。避

免与小动物接触后,如症状有所改善,而当小动物回来后,症状
又加重,即可确定其是哮喘的诱发因素,则不应该在家里继续养
这些小动物。

儿童哮喘的饮食应遵循哪些原则

对于儿童哮喘,患者家长一定要有足够的重视,要及时了解
病情的变化并及时予以治疗,同时对哮喘患儿饮食方面的控制
同样重要,一般来说哮喘患儿食物的选择应遵循六大原则,
如下。

（1）食物的选择依据个人过敏情况而定,不易进食过咸、过
甜、过腻及刺激性强的食物,进食不宜过饱。

（2）可进食富含有钙、镁等微量元素的食物,如海带、绿叶蔬
菜、豆制品、花生及核桃等,有助于减少过敏的发生。

（3）多进食富含维生素多的食品,如各种蔬菜及水果等,有
助于增强机体抵抗力,减轻哮喘的发作。

（4）需充分摄入优质蛋白质,如瘦肉、牛奶及蛋类等,有助于
补充营养及改善气道炎症。

（5）可多进食有润肺化痰功效的食物,如梨、蜂蜜、藕及白木
耳等。

（6）患儿哮喘发作时需要多饮水,有助于稀化痰液并促进痰
液排出。

食物过敏的哮喘患儿应注意什么问题

近年来,因社会饮食结构的改变,婴幼儿食物过敏性疾病呈上升趋势,这主要是因为婴幼儿消化系统对致敏性抗原的屏障功能不健全,消化酶的合成及分泌不够完善,故其食物过敏的发生率要高于成人。一旦怀疑婴幼儿对某种食物过敏,应通过体外过敏原检测等方法确定过敏的食物,避免对食物过敏的误诊而导致长期禁食,延缓婴幼儿生长发育。患儿随着年龄的增加,消化系统及免疫系统的功能进一步完善,对食物的过敏也会渐渐减少。

儿童哮喘和饮食之间的关系同样密切,国外通过对哮喘与儿童饮食习惯的研究发现,喜欢吃西式快餐的孩子哮喘发病率明显升高,原因可能是西式快餐的营养素分配不合理,脂肪及胆固醇含量偏高,维生素、纤维素及碳水化合物摄入不足,导致营养失衡,从而增加了支气管疾病及心血管疾病的发病风险,因此建议哮喘患儿家长尽量不要给孩子高脂高热量饮食,避免诱发哮喘的急性发作。

什么是咳嗽变异性哮喘

有一种特殊类型的哮喘被称为咳嗽变异性哮喘(cough

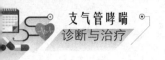
variant asthma，CVA)，这种哮喘患者仅仅表现为咳嗽，而没有气喘。咳嗽变异性哮喘的临床表现主要是长期顽固性干咳，夜间或凌晨时分，咳嗽往往会加剧，严重影响睡眠；白天在闻到刺激性的气味、吸入冷空气或感冒后咳嗽也会加重。使用抗生素和一般的止咳化痰药治疗无效。这类患者有时候还同时存在过敏性鼻炎、过敏性皮炎或者家族过敏史。

咳嗽变异性哮喘的特点有：①慢性干咳，抗感染治疗无效而用平喘药物或糖皮质激素治疗有效；②常具有夜间加重和运动后加重的特点；③常有过敏体质的表现，如有药物或食物过敏史、IgE 增高、血嗜酸性粒细胞增高或皮肤过敏原实验阳性等；④气道高反应性测定阳性；⑤排除其他引起慢性咳嗽的疾病后，即可获得临床诊断。

怎样诊断咳嗽变异性哮喘

咳嗽变异性哮喘是一种以慢性咳嗽为主要或唯一表现的特殊类型哮喘。如得不到及时有效治疗，同样会损害患者身心健康。由于咳嗽变异性哮喘的症状与很多疾病相似，容易被患者忽视，被临床医生漏诊或误诊。如果不能获得及时诊断和治疗，部分患者经过一段时间迁延后会发展为典型哮喘，出现喘息。

诊断标准：①不明原因咳嗽持续≥8 周，于上呼吸道感染、吸入冷空气、剧烈运动后等诱发，深夜或凌晨加重；②体格检查、胸部 X 线检查正常；③支气管激发试验阳性，或支气管舒张试验阳性,或呼气峰流速变异率增高;④按照哮喘治疗有效;⑤排除其他引起慢性咳嗽的疾病。

为什么咳嗽变异性哮喘容易漏诊误诊

咳嗽变异性哮喘(CVA)主要表现为顽固性咳嗽,症状时轻时重,常有反复,可持续数月至数年。慢性咳嗽最常见的病因是CVA,但因为临床表现不典型,容易漏诊或误诊。那么误诊的原因有哪些呢?

(1) 对CVA疾病特点认识不足。部分医生对本病特点不熟悉,以为一定要有喘息症状或肺部有哮鸣音的患者才能诊断为哮喘,这是误诊的主要原因。

(2) CVA的诊断标准临床实践存在难度。CVA的确诊依赖于肺功能检查,但和典型哮喘不同,绝大多数CVA患者支气管舒张试验和PEF变异率正常,能够开展支气管激发试验的医疗机构有限。这些客观因素大大限制了CVA的诊断效率。

(3) 对CVA鉴别诊断认识不全。CVA往往表现为顽固性慢性咳嗽,特异性并不明显,并且体征缺乏,若不综合分析病情,进行必要的鉴别诊断,则易误诊为急性支气管炎、慢性支气管炎、慢性咽炎、嗜酸性粒细胞性支气管炎、胃食管反流性咳嗽、上气道咳嗽综合征等疾病。

(4) 医生诊断思维过于局限。常满足于常见病的诊断,不作深入分析,思维狭窄,对有咳嗽者即考虑为支气管炎,对反复咳

嗽者考虑为反复呼吸道感染,虽经抗炎及对症治疗无效,仍不加以分析,忽视其他隐性病史,继续加大抗生素用量或改用其他抗生素。甚至滥用全身糖皮质激素治疗,以至病情反复,不可避免造成误诊。

(5)询问病史不够详细,仅知道有咳嗽症状,而没有仔细询问咳嗽的特点(夜间、清晨咳嗽为主,运动后加重等)、家族过敏史及个人过敏史,未能根据病史做出正确诊断。

为什么咳嗽变异性哮喘也要按照哮喘来治疗

咳嗽变异性哮喘常常是哮喘早期的一种表现形式,有一部分患者可能会发展为典型哮喘。此外,咳嗽变异性哮喘患者咳嗽症状往往比较严重,会影响日常生活和工作,因此需要及早诊断并进行治疗。从本质上来说,咳嗽变异性哮喘和典型哮喘一样,都是由于变应原刺激呼吸道引起的一种气道慢性炎症,气道反应性明显升高,因此它的治疗和典型哮喘一样,需要长期规范吸入糖皮质激素,短期内可以应用支气管扩张剂来缓解症状,这样才能有效控制咳嗽症状,并减少咳嗽变异性哮喘进展为典型哮喘。

什么是老年性哮喘

从严格意义上来说,老年性哮喘是指60岁以后才发生的哮喘,但从广义上讲老年性哮喘还应该包括 60 岁以前发病,病情迁延至老年者。而狭义的老年性哮喘仅指 60 岁以后新发生的哮喘(简称晚发老年性哮喘),不包括 60 岁以前发病的老年性哮喘。其实哮喘的发病有两个高峰期,一个是儿童期,另外一个是老年期,随着我国人群平均寿命的延长,老年人初发哮喘的比例也逐年升高。而且老年哮喘患者往往具有症状不典型、病情较重、肺功能损害明显、并发症和伴随症状多、病死率高等特点,容易漏诊或误诊,因此临床医生和患者都要引起足够重视。

老年哮喘有哪些特点

老年哮喘患者往往病史很长,肺功能损害明显,临床表现除了胸闷气短外,还存在咳嗽,咳痰量多且黏稠,肺功能损害相比也更为严重,具有一定的特殊性。与中青年哮喘患者比较,老年性哮喘患者主要有以下临床特点。

(1)临床表现不典型:老年哮喘患者主要表现为活动后气急,也会出现咳嗽、咳痰,但喘息发作的突然性和可逆性并不典型。老年哮喘患者往往还会存在心血管和其他肺部疾病的表现,因此诊断较为困难。此外,由于老年患者全身各器官功能随着年龄而减退,特别是肺脏的储备功能不足,一旦发病就容易发展为危重型哮喘,危及生命,需要及时诊断和治疗。

(2)发作季节性:老年哮喘患者可以常年频繁发病,但由于老年人对寒冷的耐受性较差,秋冬季更加容易发病。其缓解期

相对较短,病情往往会迁延不愈,形成"发作期长、缓解期短"的特点。

(3)老年哮喘患者并发症多:老年人往往存在高血压、心脏病、糖尿病、脑血管病等基础疾病,一旦出现支气管哮喘,诊断更困难,病情更严重。同时如果合并慢性阻塞性肺疾病、支气管扩张等基础肺部疾病,容易与哮喘相混淆而导致误诊。

(4)肺功能损害十分显著:老年性哮喘由于病程长,气道炎症持续破坏肺部结构,故常常会出现不可逆转的气道阻塞。因此,即使在缓解期也会存在肺功能异常。这给老年哮喘的治疗带来不小的难度。

(5)与吸烟关系较为密切:老年性哮喘多是在长期吸烟的基础上出现的,特别是二十年以上烟龄的患者比例很高,因此此类患者已经从心理和生理上适应了香烟烟雾,自行戒烟的患者较少。

什么是运动性哮喘

运动性哮喘是支气管哮喘的一种特殊表现类型,临床上又称为运动诱发性哮喘。运动本身可作为一种诱发因素存在于特定的哮喘患者中,运动性哮喘可发生于任何年龄,男性多见,多于剧烈运动开始后 6～10 分钟或运动停止后 2～10 分钟出现胸闷喘息,查体可闻及肺部明显哮鸣音,症状发作多在0.5～1 小时之内逐渐缓解,个别严重患者可持续 2～3 小时。

出现运动时或运动后发作的典型症状时应考虑运动诱发的哮喘。但由于病史的可靠性有很大差异,任何患者要肯定运动诱发哮喘的诊断都需要做运动激发试验。

标准运动激发试验即运动平板试验。受试者在达到最大心率[(220-年龄)×80%](亚极量心率)的状态下持续运动6~8分钟。在运动前、运动开始至停止运动后15~30分钟,每隔5分钟测量一次FEV1或PEF。和运动前比较,如果FEV1或PEF在运动后下降超过15%则判断为阳性,就能诊断运动性哮喘。

运动性哮喘有哪些特点

运动性哮喘是由于运动达到一定量后诱发支气管痉挛而引起的哮喘发作,发作呈急性短暂,大多数可自行缓解,临床表现有以下特点。

(1)发病在运动后,运动是诱发哮喘发作的主要原因。

(2)有明显自限性,多经过充分休息,症状逐渐减轻并恢复正常。

(3)多无过敏因素参与,特异性过敏原检测为阴性,血清IgE水平多不升高。

运动性哮喘发作与运动时间、运动量、运动强度及运动种类等有直接关系,短暂的运动对支气管有短时间的扩张作用,并不会引起哮喘发作,但随着运动强度的增加及时间的延长,导致支

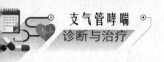

气管出现收缩,并诱发哮喘。

哮喘患者能否参加体育锻炼

　　许多哮喘患者惧怕运动,不愿参加体育活动,从而导致自身抵抗力逐渐降低,心理上也受到一定影响,对病情的恢复无益。实际上适当的运动可以在一定程度上改善哮喘患者的肺功能,反而会降低哮喘发作的风险。因此在日常生活中可根据身体需求,在缓解期适当地进行体育锻炼,增加肺活量并保持肺组织的弹性,提高自身的素质和抗病能力,同时可以克服心理障碍及改善情绪,减少哮喘的发作频率。但在冬天及花粉季节和空气污染严重时,最好在室内运动,如遇感冒咳嗽或者哮喘发作时,则需适当的限制活动。

哮喘患者如何进行体育锻炼

　　哮喘患者可在缓解期或在药物的配合下适当参加一些轻松的体育锻炼,以有氧运动为主,使体育锻炼符合哮喘患者的特点。这样既可达到增强体质的目的,又可改善紧张情绪,减少哮喘的发作,可推荐的运动方式有如下几种。

　　(1) 全身保健运动:如步行、广播操等,根据自身的体力情况,选择合适的保健运动,有计划地逐渐增加运动量。

（2）腹式呼吸运动：锻炼时放松上胸部和肩部，双臂自然下垂，从呼气开始，呼气时腹部内收，经口呼气，在呼气同时发出"啊……"或"呜……"等声音，或把口唇收缩呈吹笛子样，这种呼气方式的目的可使气管内保持较高的气压，从而避免细小支气管进一步狭窄。整个呼吸过程节奏自然轻松，动作平稳，呼气时间要长于吸气时间，用鼻子吸气，腹部隆起，练习合理会感觉胸部舒畅，明显改善肺通气功能。

（3）呼吸体操：在腹式呼吸运动基础上进行，可增加膈肌及腹肌的肌力，使呼气过程更为完善，减少肺内气体的残余，改善患者的肺活量。

（4）太极拳：是哮喘患者康复的最好方法之一，锻炼时可使患者全身肌肉放松，心情舒畅，有助于稳定患者情绪，同时对保持肺组织的弹性及肺的通气功能均有良好的作用，从而有利于减轻或避免哮喘的发作。

哮喘患者在选择体育锻炼方式时，应注意预防各种潜在危险因素，如避免在灰尘、花粉、烟雾及冷空气等不良环境中进行锻炼，以降低哮喘发生率。

哮喘患者在进行体育锻炼时应注意什么问题

哮喘患者参加体育锻炼毕竟和普通人不同，为了获得更好的锻炼效果而同时不诱发哮喘发作，哮喘患者应注意以下事项。

（1）哮喘患者在进行体育锻炼前不宜吃得太饱，运动前进食

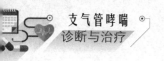

量过多,会增加过敏的发生率。无热身直接开始运动同样容易诱发支气管痉挛,因此在锻炼前最少要有 10 分钟的热身运动。

(2) 运动强度及运动量过大是诱发哮喘的重要原因,剧烈运动可导致通气量的增加,支气管平滑肌的收缩,而导致哮喘发作,因此哮喘患者应根据自身的情况控制运动强度及运动量,避免参加竞争性体育活动。开始运动时,每次运动持续时间不宜太久,锻炼适应后,可逐步增加运动强度,但最好不要超出自己所能承受的范围。

(3) 进行体育锻炼前使用某些药物也可以预防哮喘的发作,如吸入型 β_2 受体激动剂、色甘酸钠吸入剂及抗组胺类药物等,均可有效扩张支气管及抗过敏治疗,从而避免运动性哮喘的发生。

(4) 避免在寒冷干燥的地方锻炼:干燥寒冷的气候条件会加剧呼吸道水分和热量的丢失,导致气道黏膜渗透压增加,刺激诱发支气管平滑肌痉挛,诱发哮喘发作,因此哮喘患者应尽量在温暖、湿润的环境下进行锻炼。

适当的运动锻炼对哮喘患者是有益的,但对于哮喘患者来说,关键是要控制运动强度、持续时间及运动种类,才能起到改善肺功能,预防哮喘发作的效果。

饮食和哮喘有什么关系

哮喘与饮食之间存在密不可分的关系,食物也可以诱发哮喘,称之为食物过敏性哮喘,是食物过敏症的一种特殊形式,主要表现为皮肤、呼吸道和胃肠道反应,如风疹、哮喘和腹泻。

食物过敏症的患者哮喘病的发病率明显增加,有过敏体质的患者食用某些特定食物后出现过敏,皮肤症状表现为全身皮疹及明显瘙痒,呼吸道症状表现为胸闷、气急及呼吸困难,而胃肠道症状则表现为腹痛、腹泻及呕吐。

诱发哮喘的食物种类已多达数百种,包括牛奶及奶制品、鸡蛋、海产品及水产品、油料作物、豆制品、肉类及肉制品、某些蔬菜、食品添加剂等。对于怀疑某种食物引起过敏时,应至医院就诊,通过特异性皮试、食物特异性 IgE 及食物激发试验等特殊检查来确定过敏食物。患者对过敏的食物要牢记在心,避免再次食用而诱发哮喘。

哮喘患者饮食调理应注意什么问题

饮食对哮喘的影响体现在饮食成分及饮食方式两方面,哮喘患者饮食宜清淡,忌生、冷、辛辣等刺激性食物,不宜过饱、过咸、过甜,宜少量多餐。

支气管哮喘患者不宜饮酒,因酒中的乙醇进入体内,可抑制机体组织代谢,导致系统功能失衡,从而诱发哮喘。因此对于酒精依赖的哮喘患者,应减少饮酒量,最好立即戒酒。

饮食不当可诱发哮喘,而合理饮食则有助于控制哮喘,增

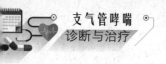

强体质。饮食要保证各种营养元素的充足和平衡,特别需增加抗氧化营养素如β-胡萝卜素、维生素 A、维生素 C、维生素 E 及微量元素硒等,β-胡萝卜素、维生素 A、维生素 C、维生素 E 在新鲜蔬菜及水果中含量丰富,而微量元素硒在海带、海蜇、大蒜中含量较丰富。这些抗氧化营养素可以清除氧自由基,减少氧自由基对组织的损伤,从而增强机体的免疫力,预防哮喘发作。

此外哮喘发作期间应适量饮水,以补充生理需要及额外损失的水分,避免体内水分不足导致痰液黏稠不易咳出,痰液栓形成而阻塞小气道,加重病情。

哮喘患者可以吃海鲜吗

多数人认为海鲜容易过敏,特别是哮喘患者往往不敢吃海鲜,甚至认为海鲜是哮喘患者的禁忌。这样的观点并不科学,其实很多患者对海鲜并不过敏,有些哮喘患者可能对某一种或几种海鲜过敏,但并非对所有的海鲜过敏。

因此对于没有海鲜过敏的哮喘患者可以正常进食海鲜;对某种海鲜过敏的哮喘患者,应尽量避免再进食这种海鲜。但可以采取有计划的脱敏疗法,当哮喘病情维持半年没有发作后,就可以少量进食海鲜,然后慢慢增加至正常量,通过此过程逐渐对过敏食物形成免疫耐受,从而起到脱敏作用。

什么是职业性哮喘

　　职业性哮喘是指在职业生产活动中接触致喘物引起的哮喘,是哮喘的一种特殊类型,其发病率占哮喘总人数的 2%～15%。并非所有职业接触这些致喘物的人都会发生职业性哮喘,职业性哮喘是内因和外因共同作用的结果,内因指的是患者自身的体质易感性,外因就是工作中所接触的致喘物。

　　目前已发现有 200 多种职业性致喘物,广泛分布于化工、合成纤维、橡胶塑料、电子、制药、纺织印刷、油漆、冶炼、农药、家禽饲养、粮食食品、作物种植、实验研究等各种行业,随着新的化学制品的增多,职业性致喘物也会不断增加。

　　职业性哮喘临床上是由于接触职业致喘物后引起的,典型的表现为工作期间或工作后出现的咳嗽、喘息、胸闷或伴有鼻炎、结膜炎等症状,工作环境与症状的发生密切相关,哮喘发作时严重程度有所不同,轻者多可自行缓解,而严重哮喘发作可能导致气胸及呼吸循环衰竭等一系列并发症。

怎样诊断和防治职业性哮喘

　　职业性哮喘属于职业性疾病的范畴,其诊断必须严格按照国家制定的相关职业病确诊程序,除符合典型的临床表现之外,

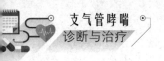

还应行肺功能和特异性过敏原检查,从而确定哮喘的严重程度和致敏原,此外还需进行抗原特异性支气管激发试验、抗原皮肤试验、特异性 IgE 测定、呼出气中 NO 测定等检查,以明确哮喘与职业接触之间有无关联。

职业性哮喘的诊断首先要符合支气管哮喘的诊断,而临床症状的发作与患者本身工作的环境密切相关,因此其还具备如下特点。

(1) 既往从事该职业之前没有支气管哮喘病史,或开始从事该职业至哮喘首次症状发作的时间最少半年以上。

(2) 哮喘症状发作与职业性致喘物关系密切,接触即可发病,脱离则缓解或停止。对于脱离工作环境后哮喘症状仍未明显好转者,则不属于职业性哮喘范畴。

降低职业性哮喘的发生率重在预防,尽早脱离职业性致喘物是最有效的治疗方法,改善职业时劳动保护措施同样必不可少。急性发作期应尽快脱离工作环境,对症治疗,如吸氧、应用平喘药等,必要时可给予糖皮质激素处理。慢性反复发作者,还需给予适当对症支持治疗,并积极进行相关的实验室检查,必要时可暂时脱离作业环境。

什么是药物性哮喘

所有因药物引起的哮喘发作统称为药物性哮喘,包括原来就罹患哮喘的患者应用某些药物诱发或加剧哮喘发作,以及以往没有哮喘病史的患者服用某些药物后哮喘发作。药物性哮喘的共同特点是哮喘症状的发作或加重与用药有明确的关系，停药并治疗后症状可有不同程度的缓解，再次应用该药可诱发哮喘。

哪些药物会使哮喘发作

至今发现可能诱发哮喘的药物超过数百种，其中以解热镇痛药、抗生素、β受体阻断剂、碘造影剂及蛋白制剂等较为常见，可分为以下几类。

（1）解热镇痛药：主要包括阿司匹林和各种非甾体类抗炎药物，其解热镇痛作用疗效显著，如阿司匹林、索米痛、氨基比林、安乃近、扑尔敏（氯苯那敏）、克感敏、吲哚美辛、布洛芬等。

（2）抗生素：如青霉素、头孢菌素、红霉素、链霉素、氯霉素、庆大霉素、林可霉素、万古霉素、吡哌酸等，患者在应用上述药物时可发生哮喘，甚至过敏试验阴性也可诱发哮喘，且常伴有皮疹、喉头水肿及休克等过敏症状。

（3）β受体阻断剂：如普萘洛尔、噻吗洛尔、阿替洛尔及美托洛尔等，无心肺疾病的成人服用较大剂量的普萘洛尔有可能诱发哮喘症状。

（4）血管紧张素转换酶抑制剂：如卡托普利、依那普利、贝那普利、培哚普利、雷米普利等，此类药物可抑制体内缓激肽的降解，从而导致气道高反应性，诱发哮喘。服用此类药物还有可能

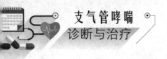

出现迁延不愈的慢性咳嗽,停药数周后才能缓解。

(5) 碘造影剂:如碘化油、碘海醇、优维显、泛影葡胺等,任何一种碘造影剂均有诱发哮喘的风险,以含有甲基葡胺的造影剂发生率最高。

(6) 麻醉剂及肌松剂:如普鲁卡因、利多卡因、可卡因、硫喷妥钠、琥珀酸胆碱等。

(7) 蛋白与酶制剂:如胰岛素、链激酶、胰蛋白酶、α-糜蛋白酶、抑肽酶、各种疫苗和抗毒血清、白蛋白和丙种球蛋白等。

(8) 胆碱制剂:乙酰胆碱、醋甲胆碱、琥珀酸胆碱、新斯的明、毛果芸香碱等。

(9) 血管活性药物及抗心律失常药物:如利舍平、甲基多巴、奎尼丁、普鲁卡因胺、洋地黄、胺碘酮、肾上腺素、异丙基肾上腺素、麻黄素等。

(10) 驱虫药:如驱回灵、吡喹酮、海群生(枸橼酸乙胺嗪)等。

(11) 抗结核药:如异烟肼、利福平、吡嗪酰胺、乙胺丁醇、对氨基水杨酸等。

(12) 其他:如氨茶碱、硫唑嘌呤、咖啡因、吗啡、硫氧嘧啶、可待因、华法林、巴比妥、维生素 B_6、维生素 K、甲氰咪胍(西咪替丁)、甘露醇、黄体酮、山莨菪碱、阿米替林、氯丙嗪、葡萄糖酸钙、色甘酸钠、氢化可的松、地塞米松等均有诱发哮喘可能。

怎样防治药物性哮喘

详细的询问病史对药物性哮喘的诊断最为重要,病史询问包括药物过敏史、过敏性疾病史、家族过敏史及哮喘发作与药物的关系等病史,药物性哮喘多具备以下特点。

(1)有明确应用可疑药物的病史,并询问有无特应性素质病史。

(2)应用某种特定药物后相应时间内出现典型的哮喘症状发作或使原有的症状加重。

(3)停用可疑药物并给予对症治疗后,大多数哮喘症状可缓解。

(4)再次使用同种或同类药物时,哮喘症状可再次发作。

(5)由药物过敏反应所致的哮喘发作,常可伴有皮疹、喉头水肿及休克等其他过敏反应的临床表现。

根据以上特点,有利于做出药物性哮喘的诊断,若临床上仍然不能十分确定,可进一步考虑行药物变态反应皮肤试验或药物激发试验等特异性诊断明确。

临床上一旦怀疑药物性哮喘发作,应立即停用可疑的致喘药物,并给予吸氧,保持呼吸道通畅,根据临床情况给予抗组胺药、β_2受体激动剂、糖皮质激素口服,肾上腺素皮下注射,病情危重者可予以静滴大剂量糖皮质激素,必要时及早行机械辅助通气治疗。

在对药物性哮喘的预防中,需向患者及家属讲明致喘药物的名称,并同时记载在病历记录本上,避免重复使用这类药物。对每一位哮喘患者均应仔细询问药物过敏史及药物诱发哮喘史。哮喘患者使用新药时仔细观察有无不良反应,而哮喘患者在正规治疗中症状出现加重时,要时刻考虑药物性哮喘的可能,如可疑则需要停药观察。

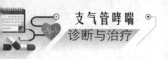

手术和哮喘是否有关

支气管哮喘是一种对多种刺激发生反应的呼吸道慢性炎症性疾病,而手术可作为重要的刺激因素诱发及加重哮喘,因此在手术期控制支气管哮喘的发作,对降低肺部并发症的发生及提高手术成功率十分重要。

支气管哮喘在手术期出现急性发作的机会较高,主要原因可能有:麻醉和手术中的各种激发因子具有气道高反应性、麻醉过程中各种潜在致喘药物的应用、麻醉深度不够或气管插管不当等,均可诱发及加重哮喘。

哮喘患者在围手术期有什么注意事项

对于支气管哮喘患者,术前及术中均应全面评估手术期哮喘高危因素,做足充分准备,从而减少和避免术后并发症的发生,手术期哮喘急性发作具有如下特点。

(1)麻醉期间肺部听诊呼气时相明显延长,出现哮鸣音或呼吸音消失。

(2)气道阻力和气道峰压出现升高。

(3)血氧饱和度出现持续下降,潮气末二氧化碳分压升高。

这些特点提示哮喘患者在手术期间容易出现哮喘急性发

作,因此在手术前和手术中需要注意下列几点。

(1)术前常规行肺功能及动脉血气分析检查,评估患者肺功能情况。

(2)术前可预防性应用茶碱、β_2 受体激动剂及糖皮质激素等药物预防哮喘发作,直至麻醉诱导前。

(3)麻醉方式易选择全身麻醉,且应适当控制麻醉深度,过浅麻醉可导致体内组胺释放,诱发哮喘。

(4)麻醉诱导时宜选用异丙酚、利多卡因及维库溴铵等药物,有直接松弛支气管平滑肌作用,心脑血管不良事件的发生率较低。

(5)麻醉药物的维持宜选用吸入麻醉药物,因其在常规剂量应用下可舒张支气管平滑肌,减轻哮喘患者的气道高反应性。

(6)术毕拔管前并不要求患者完全清醒,自主呼吸恢复后,应用异丙酚麻醉过渡,早期拔管而避免苏醒期导管刺激诱发哮喘。

怎样治疗围手术期哮喘

围手术期哮喘发作的治疗同样要引起足够重视,手术中加强生命体征监护,保护各脏器功能稳定。

(1)全身麻醉情况下宜选用反比通气,可有效地减轻对气道的刺激,降低气道阻力。

(2)去除诱发哮喘的各种诱因,如停用可疑致敏麻醉药物及联合吸入麻醉等。

(3)选用药物积极控制哮喘症状发作,如异丙酚适量静脉注

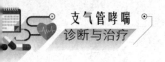
射、利多卡因气管滴注及 β₂ 受体激动剂气管内喷雾,必要时静脉
应用糖皮质激素治疗,尽量在短时间内控制哮喘发作,避免手术
并发症的出现。

(4) 手术后哮喘急性发作的治疗应按照《全球哮喘防治创
议》所推荐的方案,根据病情的严重程度,选用合适的药物。

什么是妊娠期哮喘

妊娠期哮喘是一种发生在妇女妊娠期时,由多种细胞和细
胞因子参与的气道内慢性炎症性疾病。妊娠期哮喘是哮喘治疗
及管理中的一种特殊情况。哮喘是妊娠期最常见的慢性疾病,
并影响 8.8% 的妊娠期女性。当哮喘患者怀孕时,大多数肺功能
未下降,实际上很多哮喘是有所改善的。有 30%～40% 的哮喘患
者在妊娠期会恶化,但是,虽然一些线索有助于识别高危患者,但
不太可能预测哪些患者会恶化。哮喘控制较佳的患者一些小的并
发症风险可能增加,哮喘控制不佳与更大的风险相关,因此,对妊
娠期哮喘患者进行密切监测与管理是至关重要的。

妊娠对哮喘发作有什么影响

(1) 妊娠期的生理改变:妊娠时由于子宫和胎盘血流增加、
耗氧量增加、雌激素分泌增多等因素,均可引起组织黏膜充血水

肿、毛细血管充血、黏液腺肥厚,故30%孕妇有鼻炎样症状。还可表现为鼻腔阻塞、鼻出血、发音改变等症状。随着子宫的增大,腹部膨胀,腹部前后径增大,横膈活动度受限。妊娠时激素的释放可使胸壁弹性改变。妊娠引起的横膈和胸壁的作用改变,致使肺功能改变。

(2) 妊娠期的肺功能改变:妊娠会导致与哮喘相关的通气及气体测量的参数改变,容积和流量存在差异。但一般来说,肺容量减少并不多。气体测量的差异与作用与呼吸中枢的黄体酮水平有关。过度通气,气体流量增大而频率不变,$PaCO_2$可下降或升高,pH则因肾脏对碳酸氢盐排泄量增大而保持不变。

多个研究认为,妊娠期约1/3患者哮喘加重,1/3哮喘患者严重度减轻,1/3患者病情无变化。妊娠期哮喘,尤其是妊娠哮喘加重的孕妇,其病情突然急性发作常在妊娠24～36周。分娩时哮喘通常很少急性发作。

哮喘发作对孕妇和胎儿有何影响

哮喘反复发作对妊娠可产生不良影响,可导致胎儿早产、发育不良、生长迟缓,以及过期产、低体重等;可引起孕妇先兆子痫、妊娠高血压、妊娠毒血症、阴道出血和难产等,严重者甚至会对母亲和婴儿的生命构成威胁。研究认为,这些危险因素与哮喘发作的严重程度有关。但是在严密的观察和有效的治疗下,哮喘患者的生育风险并不比正常孕妇高。如果哮喘得到良好的控制,不会

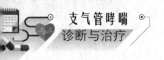

增加围生期及分娩的危险,也不会对胎儿产生不良后果。

妊娠期如何预防哮喘

1. 避免促发哮喘因素

哮喘的良好控制是有哮喘病史女性怀孕的必要前提。应避免或减少接触刺激物和致敏物质,如花粉、灰尘、冷空气或宠物等变应原,积极治疗潜在病(如鼻炎),禁止吸烟或避免被动吸烟等,能够有效预防妊娠期哮喘的发作,并能减少哮喘的治疗用药。

2. 孕期哮喘知识教育

(1) 对患者及家属讲解哮喘对妊娠的影响,强调控制哮喘是改善母婴预后的关键。

(2) 指导患者自我监测,记录哮喘日记,内容包括每天用药、出现症状频率及诱因等,以便去专科门诊检查时供医生参考。

(3) 告知孕期坚持用药的目的,使孕妇清楚药物对自己和胎儿带来的风险远远小于哮喘未控制所带来的风险。

(4) 教会孕妇正确使用各种吸入装置,并反复评估孕妇是否能正确掌握吸入技术,避免引起声音嘶哑、咽部不适和念珠菌感染等不良反应。

3. 重视孕期心理疏导

对所有女性,妊娠过程都是一个心理相对紧张的时期,而妊娠合并哮喘的孕妇,更加担心疾病本身及药物可能对胎儿造成的伤害,这种紧张焦虑的心理状态可能诱发哮喘发作或加重哮喘症状。根据孕期不同阶段及患者不同的心理状态,实施有针对性的心理疏导,使孕妇了解心理因素在哮喘发病和治疗中的作用,指导简单易行的心理调适技术,如放松训练、音乐疗法等,增加与孕妇沟通交流的机会,消除顾虑,使其积极配合治疗。

妊娠期如何进行哮喘监测

因为妊娠本身可以引起呼吸困难,这种状态可能会使以前隐匿性的肺、心脏或血液系统疾病明显。因为妊娠期间60%～70%的女性存在呼吸困难,确定是否是哮喘的原因比较困难。因此,临床医生应定期监测哮喘患者,采用主观和客观方法检测肺功能指标。肺活量、最大呼气流速(PEFR)和标准化的调查问卷是对患者哮喘控制是很有价值的方法,再加上详尽的病史和身体检查,可以防止过高或过低估计患者的肺功能。

妊娠合并哮喘的患者应至少每4周评估一次肺功能,症状恶化时应迅速就医。哮喘患者药物治疗方案的任何变化,不论怀孕与否,药物治疗方案的变化均应在2～6周内进行评价,包括肺功能测定。

妊娠期哮喘的诊断需要注意什么

涉及孕产妇、胎儿健康的妊娠期哮喘管理至关重要,需要正

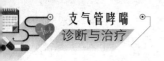
确评估产妇及胎儿的临床状况。

（1）客观监测肺功能，建议每月评估 1 次哮喘病史和肺功能。初次评估时建议采用肺活量测定法。对于门诊患者的常规随访，一般使用 PEF 动态监测，每天至少定时测量一次并记录哮喘日记，评估妊娠期哮喘患者病情变化。

（2）通过药剂师和临床医生的合作，每月电话随访询问妊娠哮喘症状的控制情况，同时指导患者注意胎儿活动。

（3）对于哮喘控制不理想和中重度哮喘患者，可以考虑在孕 32 周开始连续超声监测。重症哮喘发作恢复后急性超声检查也是有益的。

妊娠期如何治疗哮喘

未良好控制的哮喘对孕妇和胎儿危害很大，因为未控制的哮喘会增加妊娠的并发症（低体重新生儿和早产儿等），这一危险要远远高于哮喘治疗药物对妊娠造成的风险。因此，妊娠期间使用药物控制哮喘是十分必要的。

（1）吸氧：使 $PaO_2 \geqslant 70\ mmHg$ 或动脉血氧饱和度 $\geqslant 95\%$。

（2）短效 β_2 受体激动剂：吸入型短效 β_2 受体激动剂（SABA）是治疗妊娠期轻度间歇性哮喘的一线用药，也被推荐用于不同严重程度哮喘急性发作的抢救治疗。SABAs 是妊娠 C 类药物，然而，近期的研究评估其在妊娠期间的用药安全性显示，妊娠期使用 SABAs 缓解哮喘似乎是安全的。大多数研究发现，早期使用 SABAs(当器官形成时)与婴儿低出生体重、胎龄低或严重的先天性畸形无相关性。沙丁胺醇被推荐可用于妊娠期哮喘患者的 SABA 药物。

(3) 吸入激素(ICS):对于持续性哮喘的妊娠患者,ICS 被视为一线控制药物。持续使用 ICS 与改善哮喘症状评分、降低恶化率、降低症状频率相关。ICS 比其他任何长期控制药物更有效,因而其对妊娠女性的哮喘管理至关重要。ICS 通过对许多炎症细胞产生抑制作用,而控制哮喘的炎症,作用范围可持续 24 小时至 2 周。这些药物必须持续有效,并可能需要长达 2 周才能达到充分的获益。最常见的副作用是口腔念珠菌病,患者每次吸入 ICS 后要使用漱口水以预防念珠菌感染。ICS 是妊娠 C 类药物,但在妊娠期间使用低或中等剂量,一般认为是安全的。低剂量的 ICS 用于轻度持续性哮喘合并妊娠。如果使用低剂量 ICS 症状控制不佳,可选择使用中等剂量 ICS 或低剂量 ICS 与长效 $β_2$ 受体激动剂(LABA)联合使用,后续将讨论。布地奈德是妊娠期 ICS 的优选药,但是没有迹象显示其他 ICS 是不安全的。

(4) 白三烯受体拮抗剂:白三烯受体拮抗剂(LTRAs),如孟鲁司特、扎鲁司特,是轻度持续性哮喘的另一种维持用药。LTRAs 可阻断受体上的白三烯,而白三烯可引起气道水肿、平滑肌收缩和炎症,产生哮喘。LTRAs 的副反应包括头痛、腹痛、湿疹、喉炎、口腔疼痛、头晕。LTRAs 是妊娠 B 类药物,但关于 LTRAs 的少量研究显示,这些药物很少单药治疗哮喘。

(5) ICS(激素)+LABA(长效 $β_2$ 受体激动剂):LABA 应从低剂量 ICS 逐步增加,或使用中等剂量 ICS 控制不佳时,作为一

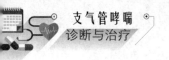

种控制药物。常用的长效 β_2 受体激动剂有福莫特罗、沙美特罗等,两者都属于妊娠 C 类药物。沙美特罗和福莫特罗的回顾性队列研究均显示其良好的安全性,但鉴于沙美特罗的临床资料更充分,一般建议该药作为吸入首选的长效 β 受体激动剂。在与糖皮质激素联合的治疗方案中,长效 β_2 受体激动剂比茶碱和白三烯受体调节剂的潜在毒性小,且治疗更加有效,因此,美国妇产科医生协会和美国变态反应、哮喘与免疫学会把长效 β_2 受体激动剂作为吸入型糖皮质激素的首选联合用药,不建议长效 β_2 受体激动剂单药治疗。临床常用的联合用药方案包括沙美特罗/替卡松粉吸入剂、布地奈德/福莫特罗粉吸入剂等。

(6) 抗胆碱能药物:吸入溴化异丙托品的循环吸收量极少,且无明显中枢神经系统及全身不良反应,并且与 β_2 受体激动剂、激素和茶碱具有协同作用。吸入抗胆碱能药物在妊娠期哮喘的治疗中无明显不良反应。

(7) 全身性糖皮质激素(OCS):全身糖皮质激素是用于哮喘急性发作治疗或前面提到的方案无法控制时使用的药物,只能用于与其他药物联合使用。OCS 是激素受体激动剂,用于抑制炎症。常见的副作用包括钠和液体潴留、高血糖、血压升高、头痛。在全身性糖皮质激素中,泼尼松是应用最为普遍的口服糖皮质激素。泼尼松通过胎盘进入胎儿血循环前,大部分(87%)可在胎盘内被 11-β 脱氢酶灭活,因此其对胎儿影响很少。

(8) 免疫治疗:妊娠前已经开始特异性免疫治疗且进入维持治疗期的哮喘患者,在妊娠期间仍然可以继续进行特异性免疫治疗,这样的治疗可以减少哮喘的急性发作和哮喘的维持用药,但是妊娠期间不能开始特异性免疫治疗。

妊娠期如何正确使用激素 〇───────

　　用药方面尽量首选吸入方式,减少口服或注射给药。对于持续性哮喘的妊娠患者,吸入激素(ICS)被视为一线控制药物。这些药物必须持续有效,并可能需要长达 2 周才能达到充分的收益。患者每次吸入 ICS 后,要使用漱口水以预防念珠菌感染。低剂量的 ICS 用于轻度持续性哮喘合并妊娠。如果使用低剂量 ICS 症状控制不佳,可选择使用中等剂量 ICS 或低剂量的 ICS 与长效 β_2 受体激动剂(LABA)联合使用,临床常用的联合用药方案包括沙美特罗/替卡松粉吸入剂、布地奈德/福莫特罗粉吸入剂等。全身糖皮质激素(OCS)是用于哮喘急性发作治疗或前面提到的方案无法控制时使用的药物,只能用于与其他药物联合使用。

哮喘患者怀孕过程中应注意什么问题 〇───────

　　怀孕期间,随着子宫增大、横隔升高,胸廓横径增大,呼气贮备量和功能残气量降低,潮气容积增加,也可增加氧耗。女性怀孕后内分泌系统发生复杂的生理变化,其中孕激素、雌激素的增加可以影响气道平滑肌的紧张度,从而参与哮喘发病的调节,特别是孕妇体内前列腺素 F 的增多,前列腺素 F2a 对气道平滑肌

有强大的收缩作用,而哮喘患者又对前列腺素 F2a 较敏感,易造成哮喘发作。患有哮喘的女性怀孕后必须积极妥善地采取措施防治哮喘的发作,具体可采用以下方法。

(1)预防:哮喘女性怀孕后应尽可能避免促发哮喘的因素,例如花粉、灰尘、煤烟味、香料、冷空气和宠物等,禁止吸烟、避免被动吸烟,避免精神紧张,防止呼吸道感染。

(2)观察:对哮喘孕妇和胎儿都需要用适当的检查方法以观察病情的变化。孕妇定期用峰速仪测量最大呼气流速,一直应用到分娩前,这是因为最大呼气流速可间接估计气道高反应性和气道过敏性炎症。此外,对胎儿也要定期监测,除观察胎心和胎动外,必要时还要进行电子胎心监测。

(3)药物治疗:要根据孕妇哮喘发作时的严重程度选择适当的药物。轻度的哮喘发作对胎儿的影响不大,新生儿分娩时的评分和出生体重与正常孕妇分娩的新生儿没有明显差别。如果孕妇哮喘较长时期没有得到控制,孕妇会发生先兆子痫、妊娠高血压、妊娠毒血症、剧吐、阴道出血和难产。胎儿会在子宫内生长迟缓、过期产、低体重等。如果哮喘严重发作,会造成孕妇和胎儿严重缺氧,功能紊乱,导致出生的新生儿体重降低或神经系统不正常,有的甚至威胁孕妇和胎儿的生命,围生期的死亡率也比正常分娩高出 2 倍。

哮喘患者怀孕期间的用药应注意什么

妊娠哮喘控制不佳、反复发作不仅可引起孕妇先兆子痫、妊娠高血压、阴道出血、难产,还可以导致胎儿早产、发育不良、生长迟缓、过期产、低体重等,严重者甚至会对母亲和胎儿的生命构成威胁,无论是对患者、患者家属,还是对医生来说,都是令人担忧的问题。因此,妊娠期哮喘的管理和合理用药非常重要。

为了避免或减少对孕妇和胎儿产生副作用,用药方面尽量首选吸入方式,减少口服或注射给药。根据 FDA(美国食品与药物管理局)颁布的妊娠药物分级以确定药物的安全级别:A 类,该类药物对人身安全,对胎儿的影响甚微(这类药物极少);B 类,通常是安全的,且利一定大于弊;C 类,妊娠期间用药的安全性还没有创建,权衡对孕妇的益处大于对胎儿的危害后方可使用;D 类,妊娠时的不安全药物;X 类,妊娠时的禁忌药。

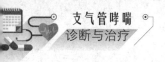
哮喘与中医中药

中医对哮喘病的认识是怎样的

中医所说的哮喘有两种含义。广义的哮喘包括由心脏或肺部多种疾病引起的喘息症状,也就是中医的喘证;狭义的哮喘是指支气管哮喘,也就是中医的哮证。哮和喘相类似,但哮是喉及肺中有哮鸣音,通常以突然发病、呼吸急促、喉中哮鸣、胸闷气粗、喘息不能平卧为主要症状。

哮喘的病因是由于先天禀赋不足,脏腑功能失调导致肺内宿痰停留,如果有饮食失调、冷暖不当或情志不畅等外因就会诱发。在五脏之中,哮喘的发病主要与肺、脾、肾三脏有关。当痰随气升,阻塞气道时就会出现咳喘、痰鸣,甚至无法平卧,胸闷、咯痰不爽等一系列症状。

哮喘最初发病时多为实证,久病多虚,发作时为邪实、平时为正虚的特点。如果长期反复发作则可导致肺、肾、脾的虚证,多表现为虚实夹杂、本虚标实的特征。

中医认为哮喘发作的内在病因是什么

痰是哮喘发作和久治不愈的根源。这里的"痰"并非指患者咯出的痰,而是脏腑功能失调产生的病理产物,宿痰则是在肺中停留已久的病理产物,这些痰停聚在患者的肺经或肺内,而成为哮喘发作的根源。

痰是怎么来的呢?中医认为:肾为生痰之本,脾是生痰之源,肺是贮痰之器。脾的功能异常,则聚液成痰,加上肾阳的衰惫,不能蒸化水液,储存在肺中成为宿痰。若各种诱因使得气动痰升,痰气相搏,气道不畅,呼吸受阻,就会出现胸膈胀闷,喉中有哮鸣音、喘咳不能平卧等气道壅塞的症状。所以健脾化痰、温肾纳气是本病治本的大法。其中尤以肾气的盛衰,对于本病的发生发展有重要作用。

有些患者自幼即发哮喘,这种哮喘与患儿的内伏痰饮(宿根)关系密切,临床上称之为天哮。

中医认为哮喘发作的外在因素有哪些

哮喘病的内因为宿痰或伏痰,外因大多数为外感。一般来说,当肺有宿痰停聚,感受外邪时可引起气动痰升,阻塞肺络,而致痰鸣喘逆。哮喘的外因主要有以下几种。

(1) 风寒外邪:哮喘的外因以风寒之邪居多,尤其是与气候的变化有密切关系,如天气转冷,感受风寒而引发。

(2) 饮食失调:性味寒凉的食物如鱼虾蟹类、蛤类、蚌类和贝类海产品,以及牛奶、鸡蛋、肉制品、豆制品、芝麻、花生、扁豆、芸豆、桃子、香蕉、苹果、巧克力,还有辛辣食物、过咸过甜食物等均

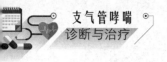

在一定条件下可引发哮病,甚至加剧病势。

(3) 寒湿环境:外界寒冷的气候和环境潮湿均可导致体内阳气受伤。若本身体质就差,加上久居寒冷潮湿之地则诱发哮喘病的发生。

(4) 感受火邪:感受火邪引发哮喘病者通常在夏季发病或病势加剧。每遇暑天热盛时而发,表现为怕热不怕寒,痰吼喘急,烦躁口干。

(5) 情志失常:哮喘可由情绪失常引发。有各种情绪本来是人之常情,但是如果人的情绪不稳,激情过度或情绪低落,就会影响脏腑引发支气管哮喘。许多哮喘患者会因为精神、情绪因素的改变而引发哮喘,特别是成年患者表现较为明显。

(6) 过度劳累:例如纵情纵欲,劳欲伤肾,精气内夺,肾之真元耗损,根本不固,气失摄纳,出多入少而发病。身体的过度疲劳,肺劳、脾劳及心劳、肝劳均可不同程度的影响脏腑的功能,引发哮喘。

什么是实喘

实喘就是邪气盛实所致的气喘。表现为起病较急,病程较短,呼吸急促、气粗有力等。实喘主要在于肺,是由于外邪、痰浊,肝郁气逆,邪壅肺气,宣降不利所致;虚喘以气虚为主,主要与肺、肾两脏有关。如果阳气不足,阴精亏耗,则导致肺肾出纳失常,哮喘发作。

实喘多次发作或者没有得到有效治疗就会损伤人的正气，影响脏腑由肺及肾；或者虚喘再次感受外邪，或夹痰浊，结果病情虚实错杂，造成邪气壅阻于上，肾气亏虚于下的上盛下虚证候。

　　实喘根据寒热性质又分为寒喘和热喘。

什么是虚喘

　　虚喘一般见于哮喘缓解期，主要表现为胸闷气短，动则气急，虽喘而声微，咳嗽痰多等，主要与肺、脾或肾三脏虚弱有关。

　　(1)肺虚：一般因为外感病后气阴两伤所致，主要表现为畏寒自汗，咳嗽气短，痰多清稀，语音低弱，懒言，面色神疲，稍感风寒则诱发哮喘。发病前如有打喷嚏、鼻塞、流清涕、舌淡苔薄白，脉濡缓无力的属肺气虚；如果气短咳嗽，少痰或无痰，口干咽燥，手足心热，午后颧红或潮热，舌质红嫩少苔或无苔，脉细数的属肺阴虚。

　　(2)脾虚：多因外邪入侵或多食生冷或辣而致脾不健运，痰浊内生上行于肺而致，主要表现为咳嗽痰多，面黄少华，倦怠乏力，食欲不振，食后腹胀，大便溏薄，食油腻则易腹泻或见浮肿。舌淡苔白润，脉缓或细无力。

　　(3)肾虚：肾气不足在哮喘患者中是最为常见的，肾虚往往可以贯穿于哮喘的整个发生发展过程。久病伤肾，肾元亏损，肾气失纳则表现为气短息促，呼多吸少，活动尤甚，心悸，吐泡沫痰，腰酸腿软。肾阳虚表现为久病体虚，畏寒，动则息促，腰酸耳鸣，自汗，手足不温，面色苍白，小便清长或夜尿多，舌淡嫩苔白

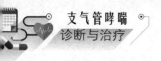

润,脉沉细无力。肾阴虚表现为头晕耳鸣,五心烦热,痰少黏稠,口干咽燥,尿黄便干,消瘦,盗汗,舌质红,脉细数。如果肾阴虚、肾阳虚两者症状兼有,则表现为畏寒肢冷,夜尿多,头晕耳鸣,手足心热,舌红少苔,脉细数者,属肾阴阳两虚。

什么是寒喘和热喘？有哪些表现症状

(1) 寒喘:主要表现为呼吸急促,喉中痰鸣,畏寒无汗,背冷,喷嚏,流清涕,肢体不温,面色苍白,痰液清稀而带泡沫,口不渴或喜热饮,小便清长,大便稀溏,舌淡苔薄白或白腻,脉弦细或浮滑。如果伴有恶寒怕风,发热无汗,头疼身痛,脉浮紧者为兼有风寒表证。现代医学通常指寒喘为无呼吸道感染的单纯哮喘发作。

(2) 热喘:主要表现为怕热烦躁,面唇较红,哮喘发作时声高息粗,喉中痰鸣,喉痛,痰液黏稠而黄,口渴喜冷饮,小便短赤,大便干结,舌红苔黄腻,脉滑数。如果同时又有发热自汗者为兼有风热表证。现代医学通常认为热喘是合并呼吸道感染的支气管哮喘急性发作。

中医治疗哮喘如何分轻重缓急

中医治疗哮喘和治疗其他疾病一样,也应按照"急则治其标,缓则治其本"的原则。在急性发作时多属实证,要先辨寒热,以攻邪治表,在哮喘缓解期以虚证为主,则要细辨肺、脾、肾的虚实及阴虚阳虚,以扶正固本。

对于许多常年反复发作、缠绵不愈的慢性哮喘患者需要标本兼治,只是应在治本方面和治标方面有所侧重而已。哮喘的发作期以表实为主,缓解期则以本虚为主,久病反复发作时则多表现为虚实夹杂、本虚标实的特征。临证诊治危重型哮喘,出现喘脱现象时,宜配合多种治疗方法,包括西医治疗措施。

由于哮喘是一种较难彻底治愈的顽疾,治本的主要目的是通过扶正固本来尽量减少发作次数,使哮喘长期缓解,力争根治。

宿痰也为哮喘根源之一,故也应针对痰湿治之。治本要长期坚持,即使在平时的缓解期也应不断地进行调治,治标仅适宜于发作期。幼儿及青少年的发病多因体质虚弱,外感频繁而引起。随着年龄的增长,肾气日盛,配以扶正气和避外邪等治本措施,可以达到治愈或长期缓解的目的。

对年幼哮喘患者应治本为主。中老年之哮喘则多因肾气渐衰而迁延难愈,可以标本兼治或治本为主。

哮喘发作期如何进行中医治疗

哮喘发作期多为实证,急则治标,以攻邪平喘为主,并可选用中药,并配合针灸疗法,务求迅速缓解控制症状。

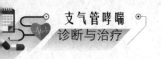

寒喘发作时采用温化宣肺的方法,热喘发作时采用清化宣肺的方法。临床上以寒喘较为多见。支气管哮喘的发作期常常是发病快,可先有鼻喉作痒、鼻塞、胸闷、打喷嚏等前驱症状,发作时则均以呼吸困难、喉中痰鸣、痰黏量少、咳吐不利、甚至张口抬肩、目胀睛突、不能平卧、烦躁不安、面唇青紫等为特征。

因个体素质、发作季节、诱发因素及兼证等不同,哮喘患者的痰有寒化和热化之分,哮喘发作期有冷哮、热哮之分,寒喘和热喘之别。

(1)寒喘:寒喘采用温肺散寒,祛痰平喘的方式,方药可以用小青龙汤或苏子降气汤加减。小青龙汤是治疗冷哮的著名古方,适用于兼有风寒表证的哮喘发作。苏子降气汤有温阳补虚,化痰降气,定喘之功效,特别适用于素体虚弱的哮喘发作者。射干麻黄汤也可用于寒喘,以解表散寒,祛痰平喘。其组成是射干、麻黄、生姜等。

(2)热喘:热喘采用清肺泻热,化痰定喘的治法。方药一般用定喘汤加减,是治疗哮喘的传统方剂。

哮喘缓解期中医如何治疗

缓解期哮喘多属虚证,因为多次哮喘发作后正气必虚。因此,多以补肺、健脾和补肾之法分别治疗。通过哮喘缓解期的辨证施治、扶正固本是预防哮喘发作,延长哮喘缓解期的主要措施。

(1) 肺虚型:可以用玉屏风散加减,补肺气、固表益气。一般哮喘病史不长,发作程度较轻,平素怕寒自汗,外邪易侵,每遇气候变化而哮喘发作,发作前喷嚏、鼻痒、流清涕的患者,属肺虚之证,久服玉屏风散能改善体质,增强免疫机能,提高抗病能力,减少哮喘发作。

(2) 脾虚型:可用补脾益气方六君子汤加减。脾胃乃后天之本,气血生化之源。健脾可以补肺,此乃培土生金之理,健脾又可化痰利气。脾阳虚较重者应温中健脾,可用附桂理中汤加减。缓解期可常服参苓白术散(丸),每服 10 g,每天 2 次,可以健脾益气,补肺之虚。与肺虚型患者相比,脾虚型的患者多数哮喘病史较长。经常咳嗽痰多,食少脘痞,倦怠乏力,大便不爽,或食油腻、海鲜等易腹泻或腹痛,也可因饮食不当而诱发哮喘。脾虚的哮喘患者也可伴有其他脏器的虚证如肺脾气虚,脾肾阳虚等证。可分别给予补肺益脾法和滋补脾肾法治疗。

(3) 肾虚型:温肾纳气,滋阴补肾,或阴阳并补。肾阳虚者治拟温肾纳气,方用金匮肾气丸加减,也可以用右归丸加减,或用河车大造丸;肾阴虚者宜滋阴补肾,可用六味地黄丸或用左归丸加减。肾阴阳两虚的要阴阳并补,河车大造丸内服。金匮肾气丸虽补肾阳,但属阴阳并补,河车大造丸统补虚损,但偏重于补肾阴。肾虚型患者多属哮喘病史很长,且经反复发作,即使在哮喘缓解期也常常动则息促,腰酸腿软,怯寒神疲,或盗汗、手足心热,一派肾虚表现。

常用治疗哮喘的中药有哪些

哮喘的病理基础是气道慢性变应性炎症,并对外界刺激很敏感。因此,在治疗支气管哮喘时,不应一味舒张支气管,而应同时重视抗炎和降低气道反应性。传统治疗哮喘的中药有以下几类。

补肺气:人参、党参、黄芪、山药、黄精、蛤蚧、炙甘草。

养肺阴:天冬、麦冬、沙参、百合、生地、熟地、玉竹、川贝、天花粉、阿胶、芦根、知母、元参,石斛。

敛肺气:五味子、白果、诃子、乌梅、胡桃肉、罂粟壳。

温肺寒:麻黄、苏叶、细辛、干姜、生姜、紫菀、款冬花。

宣肺气:杏仁、桔梗、前胡、射干、桑叶、蝉蜕、百部。

清肺热:桑叶、黄芩、知母、瓜蒌、桑白皮、地骨皮、石膏、芦根、枇杷叶。

降肺气:苏子、莱菔子、旋覆花、白前、桑白皮、枇杷叶、前胡、马兜铃、射干、款冬花。

清热痰:川贝、浙贝、瓜蒌、天竺、淡竹沥、胆南星、射干、白前、黄芩、芦根、葶苈子、前胡、杏仁、竹茹、马兜铃。

温寒痰:白芥子、半夏、细辛、陈皮、干姜、紫菀、款冬花、百部、金沸草。

化痰核:夏枯草、贝母、瓦楞子。

泻肺水:葶苈子、桑白皮、冬瓜皮。

清虚热:青蒿、鳖甲、地骨皮、黄精。

哮喘缓解期如何选择中成药预防

在哮喘缓解期部分患者虽无哮喘发作,但却表现出其他虚象。可以选择一些中成药有针对性地进行预防性治疗。

对于平素自汗、怕风、易感冒,每因气候变化而诱发的肺虚患者,可选用玉屏风散(或片或水丸或冲剂)、保肺片(补骨脂、胡桃肉、菟丝子、杜仲、川断等)补肺固卫。

对于平素纳呆食少、脘痞、大便稀,或食油腻易腹泻,往往因饮食不当而诱发哮喘的患者,可选用六君子丸、四君子丸、补中益气丸等。

平素短气,动则为甚,脑转耳鸣,腰酸腿软,劳累后哮喘易发的肾虚患者,有时兼有畏寒,肢冷等阳虚症状,或兼有五心烦热,汗出黏手等阴虚症状。偏于阳虚者,可口服温阳片(附子、生地、补骨脂、菟丝子、仙灵脾等)、金匮肾气丸、河车大造丸、右归丸、补肾防哮片等;阴虚者可口服六味地黄丸、左归丸等。

有相当一部分患者在缓解期无任何症状,既往发作的诱因不明,或其诱因复杂,不能客观地提示虚在何脏。在这种情况下应立足于辨病施治,选择相应的中成药加以治疗。但是,肾虚是哮喘发病的根本病机,在哮喘缓解期宜从补肾入手。可选用六味地黄丸、金匮肾气丸、补肾防哮片等。

冬病夏治预防哮喘是怎么回事

冬病是指某些好发于冬季，或在冬季容易加重，以及在其他季节，受凉后容易发作或使病情反复的疾病，如慢性单纯性支气管炎、慢性喘息性支气管炎、支气管哮喘、慢性鼻炎、风湿病等，均属于冬病范畴。夏天上述疾病处于缓解期或相对稳定阶段，经过中医辨证，采用适当的防治方法，预防旧病复发，起到减少发作的频次，达到预防和治疗疾病的目的，这就是中医所说的冬病夏治。

冬病夏治疗法源于《黄帝内经》。疾病的发生随春夏秋冬的季节变化而有所不同，所以治疗亦应随季节变化而各异。冬病之发生，主要因为素体虚寒，而又外受寒邪，其病因为阳虚感寒，故寒为病之本。哮喘患者由于反复发作，肺、脾、肾三脏渐虚，加上冬天的病魔缠身，秋冬收藏精气无力，随着春夏肌肤的开泄，阳气更加显得不足。因此，在春夏季节养护阳气，以抵御外邪入侵，对哮喘患者就很有必要。秋冬是哮喘发作较多的季节，哮喘患者饱受哮喘的折磨，当气候转暖，盛夏来临，病情好转。如果能在夏天采取措施，就可能预防或减轻哮喘在秋冬季的复发。

春夏养阳，三伏最佳。从小暑至立秋（盛夏三伏天）是全年气温最高、人体阳气最旺盛的时候，借着天人之阳盛时，趁疾病缓解之期，采用温热助阳的药物（包括内服和外用）对阳虚之体进行治疗,使体内阳气充足,抗病御寒能力大增,祛除体内沉寒痼冷之宿疾,以达到不发病或少发病的目的。

冬病夏治的方法有哪些

冬病夏治的治疗方法,也由开始的穴位贴敷逐渐发展到外用、内服等多种方法。诸如针灸、拔罐、刮痧、推拿、穴位贴敷、熏洗等,尤以穴位贴敷、化脓灸和药浴运用最多,这些外治法具有简便验廉、安全无毒等优点,故患者易于接受。内服药有汤剂、丸剂、片剂等,还有药膳、食疗和体育疗法等。

夏季敷贴疗法如何治疗哮喘

经历代中医学家的反复实践和研究,证明炎热夏季用中药穴位贴敷治疗冬天发作或容易发作的疾病疗效显著。临床多选用具有温通经络、温肺化痰、散寒去湿、通行气血、补养阳气、增强体质等作用的白芥子、元胡、甘遂、细辛等中药研成细末,调成膏状,根据病情选取不同的穴位治疗哮喘,主要贴敷天突、膻中、肺俞等穴位。

贴敷疗法一般在夏季三伏为最好,三伏是初伏、中伏、末伏的合称,是一年中最炎热的时候,从夏至后第三个庚日为初伏,第四个庚日为中伏,立秋后第一庚日为末伏。于三伏天各敷一

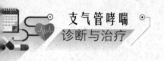

次,连贴三年。病史较长或病情较为顽固者可适当增加贴敷次数,单次贴敷时间一般不超过 24 小时。

冬病夏治有哪些注意事项

冬病夏治疗法除了严格选择适应证、合理使用药物、手法之外,还应注意以下几个方面。首先,内服药物或药膳、食疗应遵循中医辨证论治原则,治疗时间为 1～3 个月,其间注意与治疗其他疾病用药的配伍禁忌、毒副作用等有关事项。其次,外治法应排除严重心、肝、肾等内脏疾病、疮疖及皮肤过敏等禁忌证,并注意无菌操作等有关行业标准。再次,注意饮食禁忌,治疗中的护理观察及日常生活护理等。

冬病夏治对于阴虚火旺、两岁以下儿童及孕妇应慎用。肺炎及多种感染性疾病急性发热期、对贴敷药物极度敏感、特殊体质及接触性皮炎、贴敷穴位局部皮肤有破损或对贴敷胶布过敏者,都不适宜进行冬病夏治的贴敷治疗。

哮喘患者夏天应该注意什么

（1）慎用辛燥之品,以防伤阴。夏季气候炎热,易伤阴液,而辛温香燥之品容易导致燥热内盛,暗耗津精,所以应慎食肉桂、花椒、大茴香、小茴香、狗肉、羊肉和新鲜桂圆或荔枝等。

（2）忌大量服用寒凉之品。夏季炎热,往往易贪凉饮冷,若大量进食寒凉之品,则易致中阳受损,脾胃虚弱,甚至损及一身之阳气,轻则泄泻腹痛、恶心呕吐,重则造成阳虚宿疾。

（3）慎食大量肥甘滋腻之品。夏季易生暑湿,湿热之邪易侵袭人体,若服用大量肥甘之品,则易导致内外湿热之邪合击人体。

（4）忌过量运动。以免汗出过多,导致气阴两虚。

针灸怎样治疗哮喘

哮喘的针灸治疗方法较多,可以根据病情和条件酌情选用针灸、耳针、埋线和穴位注射等。

（1）体针:主穴定喘、膻中、中喘、天突、肺俞,配穴内关、足三里、丰隆。每次选主穴1～2个。发作时可先针定喘,用震颤手法并适当留针,若在患者刚出现发作预兆时给予针刺,效果最好,无效再针膻中等穴。咳嗽多取郄门、尺泽、天突,痰多取丰隆,胸胀满痛取内关,发热取大椎、曲池。缓解期根据上述分型,参照经络学说,按计划治疗,可收治本之效。

（2）耳针:哮喘发作时可取耳穴平喘,深刺留针。缓解期可以作耳穴平喘、肺、肾、内分泌、皮质下、交感、神门及敏感点埋针,配合其他治疗,常有较好的疗效。耳针是一种简便的哮喘辅助疗法。体针耳针同用,可以提高疗效。

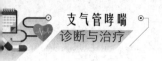

穴位埋线如何治疗哮喘

　　埋线疗法是一种长效针灸疗法。埋线疗法不需要手术,而是用一次性的专用针,将人体可以吸收的线体瞬间弹入人体特定经络穴位,通过线体长期刺激经穴进行疾病治疗的一种治疗方法。

　　埋线针很像一根空芯笔,中间有可活动的笔芯,通过笔芯的轻轻推动,将线体迅速弹入穴位,只需要1～2秒的时间,不会产生剧痛,这种方式大多数人都能接受。

　　和针灸一样,线体可以在经络穴位中起到刺激作用,从而疏通经络、调和气血、协调脏腑,达到祛病强身,平衡阴阳的目的。并能调节人体的神经系统,提高机体免疫力,增强抗病能力,还能改善血液循环,治疗疾病。

　　与针灸不同的是,针灸的疗效要靠针刺刺激穴位,这样就要多次往返医院,花费大量的精力和时间。采用埋线治疗,可免除多次针灸的烦琐,埋线一次对穴位刺激可长达7天左右,减少了就医次数。非常适合工作繁忙、节奏快的现代人,更适合行动不便的老年人。

　　埋线是一种绿色疗法,所使用的线体,多为从玉米和甜菜中提取的高分子生物可吸收材料,人体可以吸收。埋线后,注意饮食清淡、避风寒,保持心情愉快。治疗哮喘时,通常取定喘、大椎、肺俞、厥阴俞、中府、尺泽、足三里等,连续数次,有治疗及预防效果。

哮喘患者有哪些饮食宜忌

　　根据《中国食疗大典》,以下食物对咳嗽和哮喘有益:茼蒿、冬葵、鱼腥草、毛笋、百合、草石蚕(宝塔菜)、牛蒡根、桔梗、茄子、豆腐、豆浆、胡桃仁、松子、白果、甜杏仁、梨、橘子、柚、橙、柿子、柿叶、柿饼、杏子、枇杷、罗汉果、甘蔗、荸荠、山慈菇、醋柳果、胡颓子、柠檬、白梅、乌梅、五味子、鸡蛋、燕窝、猪肺、银鱼、鲛鱼翅、龟肉、鲍鱼、蜂蜜、生姜、玳瑁肉、萝卜、落花生、芝麻油、木耳、丝瓜、莲子、核桃。

　　虽然以上食物可作为哮喘患者的日常食物食用,但对食物过敏的哮喘患者在选用上述食物时则需避开相关的过敏食物如海鲜、奶、蛋类等高蛋白食物,也可结合患者的病史和食物皮肤试验,确认引起过敏性哮喘的食物。

　　中医认为肥肉、虾、蟹、鱼等食物易助湿生痰动火,故应少吃或不吃。辛辣、过冷、过热之食品如酒、烟、浓茶,葱、蒜、韭菜、胡椒、辣椒和芥末等刺激气道的食物应禁食。

　　哮喘患者饮食宜温热,清淡,松软,可少食多餐。除了忌食肯定会引起过敏或哮喘的食物以外,应避免对其他食物忌口,以免失去应有的营养平衡。在哮喘发作时,还应少吃易引起胀气或难消化的食物,如豆类、山芋等,以避免腹胀压迫胸腔而加重呼吸困难。

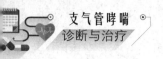
中医认为哮喘患者对哪些食物要忌口

盐：性寒，味咸。《别录》中云："多吃伤肺喜咳。"《本草衍义》认为："病嗽者，要全禁之。"明李时珍也告诫："喘嗽者，盐为大忌。"因其性味咸寒，寒哮之人及民间的咸哮患者，不宜过多食用。

橘子：性凉，味甘、酸。《本草拾遗》里也说"性冷"，虽然有润肺润燥，生津止渴作用，但是冷哮患者是寒痰为患，所以不用。《中药大辞典》里也认为："有痰饮者不适合吃。"也是这个道理。

枇杷：性凉，味甘、酸，有润肺止渴止咳作用。但因其性凉，多吃有助湿生痰可能，所以冷哮、寒喘之人少食为宜，不宜多服，热哮、实喘之人可适当多食。

香蕉：性寒，味甘，虽有清热润肠之功，但并无化痰之用，其性又凉，所以支气管哮喘属中医寒哮之人，切不要(贪多)吃之。

甘蔗：性寒，味甘，虽然有清热、生津、润燥的功效，但是寒性支气管哮喘之人并不合适。

螃蟹：性大凉，味咸，民间视之为发物。患支气管哮喘者，不宜服食，寒性支气管哮喘者服之加重，应禁止食用。

蚌肉：性寒，味甘、咸，是为大凉之物。《本草衍义》里也说："多吃发风，动冷气。"因此，支气管哮喘属中医寒哮者，切不要多吃。

蚬肉:性味和蚌肉相同,均属寒凉之物,《本草拾遗》中记载:"多吃发嗽和冷气。"寒性支气管哮喘者服食要慎。

蛤蜊:《饮膳正要》认为"性大寒"。《医林纂要》亦云:"功同蚌蚬",寒性支气管哮喘之人,不要吃生冷性凉之物,蛤蜊性大寒,故亦不可多食。

如何做哮喘的养生药膳

中医理论认为药食同源,指来源于食物类的中药,可用作食疗的方法颐养身体,其性味偏盛能够医治疾病,而不会出现副作用。中药性味大都各有偏盛,常服无益;而食物多性情温和无毒,久用无害。所以中医常说"药补不如食补"。适当将食物和药物组合在一起,经过适当烹饪,可以对哮喘患者有治疗和预防的作用,此种药食同用的食物即药膳。现将哮喘患者常用的一些药膳介绍如下。

1. 杏仁猪肺粥

[组成] 杏仁 10 克,猪肺 90 克,粳米 60 克。

[用法] 将杏仁去皮尖,洗净。猪肺洗净,切块,放入锅内出水后,再用清水漂洗净。将洗净的粳米与杏仁、猪肺一起放入锅内,加清水适量,文火煮成稀粥,调味即可。随量食用。

[功效] 宣肺降气,化痰止咳。

[适应证] 哮喘属于痰饮内盛者,症见咳嗽、痰多,呼吸不顺,甚则气喘,喉中哮鸣,胸中满闷,脉滑等。

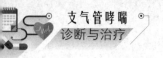

2. 莱菔子粳米粥

[组成] 莱菔子 20 克,粳米 50 克。

[用法] 莱菔子水研过滤,取汁约 100 ml,加入粳米,再加水 350 ml 左右,煮为稀粥,每日 2 次,温热服食。

[功效] 下气定喘,健脾消食。

[适应证] 可作为哮喘的辅助治疗,特别是痰多气急,食欲不振,腹胀不适的患者。

3. 芡实核桃粥

[组成] 芡实 30 克,核桃仁 20 克,红枣 10 个,粳米 50 克。

[用法] 以上各味与粳米同煮成粥,分次服食,也可常食。

[功效] 补肾纳气定喘。

[适应证] 哮喘缓解期属于肾虚不能纳气者,症见气短乏力,动则息促气急,畏寒肢冷,腰酸膝软,耳鸣,舌淡,苔白滑,脉沉细等可食。

4. 参苓粥

[组成] 党参 30 克,茯苓 30 克,生姜 5 克,粳米 120 克。

[用法] 将党参、生姜切薄片,茯苓捣碎泡半小时,取药汁两次,用粳米同煮粥,一年四季常服。

[功效] 补肺益气,固表止哮。

[主治] 哮喘缓解期,肺气亏虚者。

5. 虫草炖鸭

[组成] 水鸭肉 250 克,冬虫夏草 10 克,红枣 4 个。

[用法] 将冬虫夏草,红枣去核洗净。水鸭活杀,去毛、肠脏,取鸭肉洗净,斩成块。将全部用料一起放入锅内,加开水适量,

文火隔开水煮 3 小时。调味即可。随量饮汤食肉。

[功效] 补肾益精,养肺止咳。

[主治] 支气管哮喘属于肺肾两虚者,症见咳喘日久,体弱形瘦,食欲不振等。

中医认为小儿哮喘的饮食宜忌有哪些

一般提倡小儿食物的选择应遵循"六不过"原则,进食不宜过咸、过甜(如巧克力)、过腻(如动物脂肪)、过激(如冷、热、辛、辣、酒、浓茶等)、过敏(如海鲜、牛奶、鱼虾等),个人视过敏情况而定,也不宜过饱。可适当补充含镁食物如海带、芝麻、核桃、花生、大豆及绿叶蔬菜等,宜食大枣、梨、橘、杏、罗汉果、莲子、萝卜等,当然也要结合本人的具体情况。

健康中国·家有名医丛书
总书目

第一辑

1. 下肢血管病诊断与治疗
2. 甲状腺疾病诊断与治疗
3. 中风诊断与治疗
4. 肺炎诊断与治疗
5. 名医指导高血压治疗用药
6. 慢性支气管炎诊断与治疗
7. 痛风诊断与治疗
8. 肾衰竭尿毒症诊断与治疗
9. 甲状腺功能亢进诊断与治疗
10. 名医指导合理用药
11. 肾脏疾病诊断与治疗
12. 前列腺疾病诊断与治疗
13. 脂肪肝诊断与治疗
14. 糖尿病并发症诊断与治疗
15. 肿瘤化疗
16. 心脏疾病诊断与治疗
17. 血脂异常诊断与治疗
18. 名医教你看化验报告
19. 肥胖症诊断与治疗
20. 冠心病诊断与治疗
21. 糖尿病诊断与治疗

第二辑

1. 尿石症诊断与治疗
2. 子宫疾病诊断与治疗
3. 支气管哮喘诊断与治疗
4. 胃病诊断与治疗
5. 盆底疾病诊断与治疗
6. 胰腺疾病诊断与治疗
7. 抑郁症诊断与治疗
8. 绝经期疾病诊断与治疗
9. 银屑病诊断与治疗
10. 特应性皮炎诊断和治疗
11. 乙型肝炎、丙型肝炎诊断与治疗
12. 泌尿生殖系统感染性疾病诊断与治疗